図解
医療の世界史
データとイメージで読み解く

久繁哲徳 著

丸善出版

わが師であり友である、
　デイビット・バンタ 先生、
　エゴン・ヨンソン 先生、
　故デイビット・サケット 先生に
感謝をこめて

まえがき

　健康に障害が生じたとき、わたしたちは医療を受ける。それも、十分な情報が得られない中、適切な医療を受けたいと望む。しかしながら、医者–患者関係が改善され、インフォームド・コンセント（十分な情報提供の下での同意）が進んできたとはいえ、その情報が本当かどうか、わたしたち自身が判断することは困難である。

　医療が害でなく良い結果をもたらしているかどうか、切実な関心が寄せられたのは、わずか50年近く前からであった。〈医療の評価〉や〈根拠に基づく医療〉という形で、その成果が、1970年代後半から、わたしたちのもとに届けられるようになった。そうした活動を大きく支えたのは、ITやインターネットの情報革新である。こうした成果が積み重なるなか、医療情報を判断する上で、科学的な質が最も低いのは、皮肉にも専門家の意見であることが明示された。

　筆者は、同時代に研究生活を送っていたが、その内容に驚かされるとともに、やっとこうした評価が可能になったのか、と感無量であった。そこで、こうした方法に基づき医療の問題に取り組むことを自分の仕事と決めた。それはある意味で、社会からの知らせ、天職（Beruf）の呼びかけでもあったと思われる。

　しかしながら、医療評価とその利用が進んだにもかかわらず、まだ十分ではなく、そのゆり戻しも起こっている。それが現実の医療の問題となり、2020年初頭の新型コロナウイルスのパンデミックで、白日の下にさらされた。専門家からはじまり、政府、マスコミまで、基本的な事実も検証せず誤った情報を提供し、恐怖と不安を煽った。国民はそうした情報災害（インフォデミック）にまどわされた。唯一の救いは、ごく少数の人びとが、医療評価の原則にもとづき、インターネットの国際情報を駆使し、事実の確認と根拠の統合を行い、より正確な評価と対応を発信していたことである。

　本書では、これまでの医療の評価の成果に基づいて、人類の誕生から現在まで、医療の世界的な歴史の意義を、問いかけてみたいと考えた。

医療の進展を過大に、また他方で過少に評価するのではなく、科学的に評価した情報（とくに健康改善を指標として）を重視した。それにより、現状の評価だけではなく、わたしたち自身が、今後の見通しが得られるヒントを提示することを期待している。戦後間もなく、ある科学者が、直面する問題に有効な答えを導けるかどうかが、とても重要な鍵であると指摘していたが、そうしたヒントになれば幸いである。

　今回取り扱う範囲は、人類の誕生から古代、中世までである。現在、引きつづき、近世、近代、現代の検討を進めている。

　1章では、医療の現状、その光と影を概観し、それに対応する形で、医療の健康改善の評価に基づいた、見直しの動向を紹介している。医療による健康改善への寄与度は限定されており、その他の重要な生活様式、環境要因などの関連要因を考慮することが重要であることを示す。

　2章では、具体的な医療の歴史に入る前段階として、医療の基礎となる、健康の関連要因とむすびつけ、人類の歴史の転換点を紹介した。そのハイライトとして、転換点の中でも最大の変曲点を迎える科学革命・技術革命を取り上げ、経済、寿命、人口、医療技術が、どのように変化したかを検討する。

　3章と4章では、現在、医療に対して、医療関係者が、どのような評価を行っているのか、具体的な事例を二つ紹介する。それらと対比して、5章ではさらに、人の命を救った数で、医療のランキングを見る。それらを取り巻く、いくつか問題点について、簡単なコメントを付すが、それについては今後の展開で具体的で詳細な評価と見直しを行う。

　6章から、上に述べた枠組みの下で、医療の世界史的な発展とその評価を進める。まず、最初の段階である先史時代をとりあげ、社会的・生活的な状態を背景として、どのような医療が生まれて来たかを検討する。重要なのは、人類の健康の基礎が形作られたのは、人類の歴史の99%以上を占めるこの時期だということである。それは健康の関連要因の中でも、とくに生物学的要因、さらには生活様式の要因が形作られた時期といえよう。原始的な医療は素朴なものだが、その内容は7章の古代の医学にも引き継がれてゆく。この時代、戦争による死亡が全死因の15%近くを占めているが、それが減少する要因についても紹介する。

　7章では、進化医学をとりあげ、それまでに形作られた、生物学的要因と生活的要因が、現在の健康問題を大きく規定していること、一方、

それを無視すると問題の解決につながらないことを示す。つまり、定住農耕の変化を経て、科学・技術革命（産業革命）からはじまる飛躍的発展は、歴史的には、ごく最近の短い時期であり、長い進化の成果である生物学要因はそのまま変らないにもかかわらず、生活様式や環境は激変しているのである。こうした進化の過程を無視すると、健康改善ではなく、害をもたらすことが、明らかになる。

8章は、先史時代のつぎの段階である、定住農耕により文明が開始された時期の、社会と医療の状態をまとめている。文明の発生地域ごとに、それぞれ特徴を持った医療が生まれてくる。それは神話的な呪術的な医療であるが、その具体的な意義と有用性について、現在の補完代替医療（CAM）と関連づけて検討している。現在の補完代替医療には、神話的な医療が現在に甦っている、という問題を無視できない。

9章では、歴史的時代が本格的となる古代に入る。その前半の500年間、ギリシャ時代は、奴隷制が土台とはいえ、民主的な市民共同体が繁栄し、自由な考えに基づき、哲学を始めとするさまざまな文化が花開く。この時代は、ヤスパースが「枢軸の時代」と名付けた歴史的転換点である。その中で、医療も、神話的・宗教的な医療を離れ、観察に基づく経験的で臨床的な医療が形づくられてゆく。その代表は、何と言っても、医学の父と呼ばれる、ヒポクラテスである。彼の医学は現代にまで継承される内容を持っている。こうした繁栄も疫病により崩壊し、古代の後半の500年間、ローマ時代に入る。解剖学や実験的生理学が新たに開始されるが、医療には直接繋がらず、ヒポクラテスの医療からの発展は見られなかった。

10章は、古代から中世へと移る。中世の医療は、キリスト教の神権体制の下、1000年間、沈滞する。ギリシャの医学は、ビザンチン（東ローマ）帝国、さらにアラブへと継承され、その命脈を保った。そして、その伝統がUターンしてヨーロッパへと伝承され、近代へ向けての底流を形作った。中世の医療は、古典的文献の解釈が中心であり、ほとんど見るべきものが無い。こうした中世は、繰り返し疫病のパンデミックに襲われる、悲惨な時代であった。医療はほとんど無力であったが、感染症の対策が経験的に実行され、近代の公衆衛生の先駆けとなった。

最後に、付論として、国民が関心を寄せる新型コロナウイルスのパン

デミックを取り上げた（2020年10月現在）。この問題は医療評価の試
金石であり、専門家から政府、マスコミまで、その対応が日々の現実で
検証された。医療の消費者である国民も、それをまぬがれ得なかった。
このインフォデミックは、科学技術のすすんだ現在において、750年近
く前の中世におけるパンデミックと変らない悲惨な状況を再現したので
ある。

2021年10月

久 繁 哲 徳

目　　次

医療の歴史
健康改善に果たしてきた役割

◉健康と医療の歴史

　わたしたちは、生まれた後、さまざまな病気や障害を受けながら、日々の生活を送っている。病気になったり、心身の障害が起こったりしたときに、なによりもまずその苦痛を和らげることが第一であり、それとともに可能な限り障害を直すために治療を受ける。また、望むことができるならば、病気や障害を受ける前にそれらを予防することである。一方で、障害が残ったときにリハビリテーションや介護などの手当てを受けることも欠かすことができない。医療は、「時に癒し、しばしば和らげ、常に慰む」ことこそが役割であろう。この言葉の起源は不明であり、紀元前4世紀の医祖ヒポクラテスの箴言、あるいは15世紀の民話、16世紀の外科医パレの言葉と言われているが、その真偽はともかくとして、現在も生きつづけている。

　現代の医療と医学は目覚しい発展をしており、この150年間は、医療の高度技術化、機械化、情報化が想像を絶する速さで進んだ。19世紀には、研究室での実験科学が成立し、組織病理学、微生物学が確立した。治療では麻酔、消毒法、ワクチンが開発された。また、臨床の診断技術と臨床的推論により、X線により身体内部の観察も可能となった。それに引き続き20世紀には技術革新が急展開した。生化学、電気生理学、電子顕微鏡、染色体・遺伝子、分子生物学、コンピュータ情報処理が確立し、治療では抗生物質、ビタミン、抗癌剤が開発された。また、検査では、生検、内視鏡、超音波、放射性同位元素、CT検査などが開発された。そして、現在はさらに、遺伝子治療やiPS細胞治療、臓器移植、生物学的薬剤、さらに検査ではMRI検査やPET検査など、先端技術の利用が進んでいる。

　ところが、こうした状況下で、患者だけでなく医療提供者も、「より上手く行っているのに、ますます悪くなっている」（doing better, feeling worse）と感じている。それは、医療により、本当に健康が改善されているのか、実感がともなっていないためと考えられる。

●医療の光と影

　こうした問題には、それなりの理由がある。それは、医療や医学には、めざましい発展という光の面だけではなく、つねに影の面もあるからである。例えば、薬害は、日本で見ると、1950年代の抗生物質ペニシリンによるショック死、1960年代の睡眠薬サリドマイドによる奇形児、整腸剤キノホルムによる脊髄神経障害、1970年代のリウマチ薬に転用されたクロロキンによる網膜症、乳幼児の解熱剤筋注による四頭筋短縮症、1990年の非加熱血液製剤による薬害エイズ、ワクチンによる障害・死亡など、枚挙に暇もなく、現在も続いている。

　そもそも医療が安全かどうかについては、おおきな疑問符が投げかけられている。2000年に、米国医学研究所（IOM）から『過ちは人の常』が出版され、大きな衝撃を与えた。この報告によると、医療事故による死亡事故が、米国では年間、44,000から98,000にもおよび、この死亡数は、交通事故や乳癌の死亡を超えていたのである。こうした医療事故の発生は、世界的にも共通して認められ（表1）、入院患者の3.2%から16.6%におよび、医療事故のなかで死亡する割合は、4.9%から17.0%となっている。こうした驚くべき事実を明らかにした報告は、国際的に注目を浴び、医療事故や医療安全の取り組みが、世界各国で急速に広まった。

　こうした事実が驚きを与えた背景には、医療は科学的な評価が行われており、有効性が確立しているという思い込みが、大きな原因となっていたことがある。ところが、1983年の米国OTA（医療技術評価局）が衝撃的な報告を公表した（表2）。そこでは、利用されている医療技術のうち、わずか10～20%しか科学的な評価により有効性が認められていないことが指摘されていた。じつは、この割合は、さまざまな評価者の間で、1970

表1　医療の有害事象の発生率（久繁）

研究	調査年	入院患者数	有害事象発生数	有害事象発生割合	死亡割合
米国（ニューヨーク）	1984	30,195	1,133	3.8%	13.6%
米国（ユタ）	1992	14,565	475	3.2	6.6
オーストラリア	1992	14,179	2,365	16.6	4.9
英国	1999-2000	1,014	119	11.7	8.0
デンマーク	1998	1,097	178	9.0	17.0

対象はいずれも急性期病院

表2 医療の有効性についての評価（久繁）

年代	評価者
1976年	ケル・ホワイト（国際的に著名な疫学者） ・臨床医の介入のわずか15%〜20%のみが、害でなく利益をもたらす客観的根拠に支えられている
1976年	アーチ・コクラン（国際的に著名な統計学者） ・とんでもない嘘つきだ。10%未満だ
1979年	JW・ウィリアムソン（米国の内科医） ・内科専門領域の一般的な診療行為のうち、わずか10%未満しか公刊された研究に基づいていない
1983年	OTA（米国の医療技術評価局） ・現在利用されている医療手技のうち、わずか10%〜20%のみ、比較試験より効能が示されているに過ぎない
1990年	M・ドゥビンスキー（米国NIH） ・評価した126の治療・診断技術のうち、わずか21%しか科学的根拠に基づいていない
1991年	リチャード・スミス（英国BMJ誌の編集長） ・医療介入のわずか15%のみが、明確な科学的根拠に支えられているに過ぎない

年代から1990年代までほとんど変わっていない。

　一方、医療技術の進歩にともない、その開発と利用には膨大な費用が掛かることになる。もちろん、社会の経済発展により、そうした医療の費用を負担する能力も大きくなってきた。しかしながら、先進諸国でも、国の富の20%近くを医療に利用するのは、困難になってきている。しかも上記のような問題が明らかになるにつれ、医療費に対して厳しい視線が向けられている。例えば、米国の研究者バーウィックは、医療費の増加により、医療をもはや持続することが困難な状態であり、その対策として、より害の無い医療を選択し、医療費の無駄遣いを除外することであると、指摘した。米国の年間医療費のじつに34%、91兆円が無駄に使われている。その内訳を、表3に示した。医療提供の失敗は、最善の医療を提供しないことであり、例えば、患者の安全システムや予防医療の提供がこれにあたる。医療調整の失敗は、断片的でばらばらな医療であ

表3　医療費の無駄遣い（年間、2011）
（Berwick et al., 2012）

項目	兆円	割合（%）
医療提供の失敗	13	14
医療調整の失敗	4	4
過剰治療	19	21
事務の複雑性	25	27
価格付けの失敗	13	14
詐欺と乱用	18	19
総計	91	100

り、初期から3次までの医療のつながりが該当する。過剰治療は、抗生物質や外科手術の乱用などがこれにあたる。事務の複雑性は、医療費請求や診療録記載の非効率的で標準化の欠如などが該当する。価格付けの失敗は、市場が十分に機能しないため、正当な利潤を超える価格で販売が行われていることである。詐欺と乱用は、偽の請求や詐欺、査察のごまかしなどが該当する。医療の質や提供に関係するものは70％を超えている。

●医療の歴史の見直し

　上に述べたような問題や不安を払拭するためには、医療の健康への貢献を評価し、「害でなく良いことをおこなっているのか？」、またそれは「お金に見合う価値があるのか？」、という根拠を明らかにすることが求められている。現実には、「時に癒し、しばしば和らげ、常に慰む」ことを遥かに越え、延命治療から始まり、さらには体外受精や遺伝子治療などこれまでの倫理を超える生命操作の領域にまで、医療は拡大進展している。その際、こうした要望（あるいは欲望）を満たすために、社会が犠牲にする資源については、ほとんど関心が払われていない。

　こうした医療の状況について、不気味な感じを抱く人も多いであろう。医療は治療としての技術であるが、たとえば、哲学者のハイデガーによると、近代技術の根底には、自然だけでなく、人間も含め、あらゆるものを、根源的な目的が分からないまま、徴発のために徴発するという奇妙な性格があることを指摘している（加藤）。もちろん、これは、ハイデガーが述べるような近代技術のみに当てはまるものではない、じつは技術そのものの本質であろう。荘子の「はねつるべ」（外篇十二）の話のように、「仕掛け道具が作られると必ずたくらみごとが行われるようになる。たくらみごとが行われるようになると必ず知巧を弄するたくらみ心が起こってくる。……霊妙な生の営みはかき乱されて不安定となる。霊妙な生のいとなみが不安定となになれば、根源的な真理はもはやかれの生活を支えなくなってしまうのだ」という指摘を待つまでもない。

　ただ、産業革命以降の科学・技術の急速な発展により、人々の生活に技術が広く浸透し、生活全体を大きく包み込むようになった。しかも、荘子の想定している自然が、技術により侵食される事態も生じている。その意味では、技術の危険な本質を意識して、それへの対応を検討することは重要な課題となってきている。技術については、一面的に賛美したり、批判

したりするのではなく、本質的な危険性を考え、一つ一つ評価し、考え、利用してゆくことが、きわめて大切になってきた。

したがって、医療についても、現在の時点にとどまらず、これまで歴史的に果たしてきた役割について、しっかりと明らかにすることが必要となる。そうすることによって初めて、医療（さらに医学）の実像を把握することができ、現状の改善と将来の方向により良い見通しを得られるであろう。そうした観点から、これから、おおよそ 100 万年前から現在まで、医療や医学の歴史について見てみよう。

現在、通常、医学は人の病気や健康の科学的な研究であり、医療は、医学の適用による治療や予防の実践技術と考えられている。ただ、広い意味での医学は、この両者を含むものである（研究としての医学＋実践としての医療）。歴史的には、医療と医学は当初は未分化で混沌としており、経験と知識が蓄積されるにともない、しだいにその内容と役割が分かれ、それぞれ体系化されてきている。そして、科学的な革命の後では、医学はどこでもだれでも検証できる科学となり、医療は、医学だけでなくそれを取り巻く経験なども適用した実践といえよう。ただし、医療は、社会文化の影響を大きく受け、それぞれの地域で独自の発展をしてきたものである。つまり、社会や経済、文化、歴史が複雑にからみ合って作り上げられたものである。

これまで「医学の歴史」と題した本が多数出版されてきたが、こうした広い意味での医学という考えで書かれている。したがって、「医療の歴史」という本は極めてまれであるし、しかも、その内容に狭い意味での医学が含まれるのも当然である。実際、対応する英語の medicine は、医療と医学の双方の意味を含んでいる（医学＋医療）。今回は、研究としての医学も、最終的には、具体的な医療として実践されなければ、健康改善にはつながらない。したがって、健康への貢献という点に焦点をあてて歴史を眺める場合、おもに医療に重点を置きたいと考えた。なお、一般的には、医療は個人的な医療サービス、公衆衛生が集団的な医療サービスと称されているが、広義の医療には両者が含まれている（個別の医療＋集団としての医療［公衆衛生］）。その意味では、それぞれ文脈に応じて使い分けることにする。

また、健康への寄与としては、医療に注意が注がれがちであるが、それ以外にも、遺伝、環境、生活様式など、多くの要因が関与しているため、

これらの点も含め、医療（さらに医学）の役割を歴史的に検討してゆきたい。

●医療の健康への貢献

　前にも述べたように、医療が国民の健康にどれほど寄与しているか、大きな関心を呼んでいる。とくに医療費が高騰し、その内容と質が問われる場合、基本的な疑問といえよう。こうした点から、医療の健康への寄与の評価の端緒となったのは、カナダ健康相のラロンデ（図1）の1974年の報告、『カナダ人の健康についての新しい視点』である。彼は、イギリスの社会医学者、マキューン（図2）の歴史的な死亡率の変化と、医療技術の発明との関係の分析から、おおきな影響を受けた。マキューンは、1970年代に、イギリスの人口・死亡率を、18世紀から20世紀まで、歴史的に分析して、健康改善が医療ではなく、主に生活様式の変化と環境改善によりもたらされたことを明らかにしたのである。

　一方、ラロンデは、歴史ではなく現在に目を向け、病気と死亡、健康リスクの疫学・統計の分析を行った。伝統的で一般に受け入れられている視点、つまり個人的な医療の技術と科学が、すべての健康改善をもたらした、ということが事実ではないことを確認した。そして、病気と死亡の特徴と潜在的な原因の検討から、「健康分野」（health field）という新たな概念の枠組みを提唱した。健康分野を、4つの要素（人間生物学、環境、生

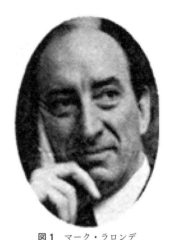

図1　マーク・ラロンデ
（1929〜）
カナダの政治家、健康相のときに新たな健康政策を提唱して、国際的に著名

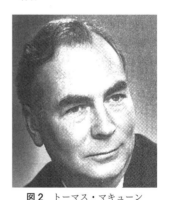

図2　トーマス・マキューン
（1912〜1988）
イギリスの社会医学者、医学の果たした役割を歴史統計的に分析し、世界的な影響を与えた

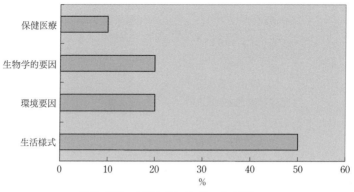

図3 健康への貢献（Healthy People, 1979）

活様式、保健医療組織）に分類した。〈人間生物学〉は、遺伝、成熟、加齢など、人体の身体的・精神的側面をすべて含む。〈環境〉は、個人が管理できない、身体外部の全ての事柄を含む。それには社会環境も含まれる。〈生活様式〉は、個人が少なからず管理できる、個人の判断や習慣の集合から構成されている。最後に、〈保健医療組織〉は、提供する保健医療に関する、その量や質、調整、人や資源の関係から構成されており、診療、看護、介護、薬剤、公衆衛生、などが含まれ、いわゆる保健医療システムを指している。

　そして、病気や死亡の主な原因を把握すると、前三者に根ざしていることが分かった。したがって、障害や死亡を持続的に減少するためには、保健医療だけでなく、これらの要因の予防を重視、バランスのとれた改善を行うことを強調した。こうした政策は、その後、WHO（世界保健機関）の「全ての人の健康」（health for all）をはじめとし、国際的に健康増進（health promotion）への健康政策の転換をもたらした。

　ラロンデの報告に触発され、米国でも「健康国民」（healthy people）の政策が1979年から展開されたが、その際、死亡率から貢献を評価した結果（図3）、生活様式が50％と最も大きく、環境要因と生物学的要因がともに20％であり、保健医療はわずかに10％であった。同様に、「健康国民」に大きく関与したマクギニス（図4）の2002年の評価では（図5）、行動様式（生活様式）が40％と最も高く、環境要因を社会的環境と物理的環境に分け、それぞれ15％、5％であった。遺伝的（生物学的）要因が

30％と少し高くなったが、医療は10％にとどまった。一方、カナダの研究所が、連邦政府の「健康カナダ」局の要請により推定した結果（図6）、当初の分類と異なるが、生活様式と社会的要因を統合した、社会経済的要因が50％と最も高く、物理的環境と生物学的要因がそれぞれ10％、15％であり、保健医療は増加するものの25％に留まった。

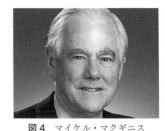

図4 マイケル・マクギニス
（1944〜）
米国の医師、歴代の大統領の下で健康国民など健康増進の政策を実行

これらの評価は、厳密なものではないが、大まかな推定として重要な情報を与えてくれる。もう少し数量的な分析による評価もあるが、個別の医療に限定して計算をおこなうなど、必ずしも全体像を把握する上では十分ではない。なお、「健康分野」の考え方は、さらに広い視点から健康に影響する要因を検討するために、現在、「健康の決定要因」（health determinants）として（図7）、WHOをはじめとしてさまざまな国で、引き続き検討が行われている。

以上述べてきたように、現代における健康への寄与についてみると、保健医療はかなり限定されたものであり、より広い視点に立った評価が求められることが分るであろう。ただ他の要因については、生活様式や環境要因の一部は、保健医療の分野でも取り組みが進められているが、多くは簡単に改善を進めることができていないし、また生物学的要因についての取

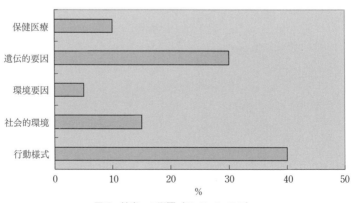

図5 健康への影響（McGinnis, 2003）

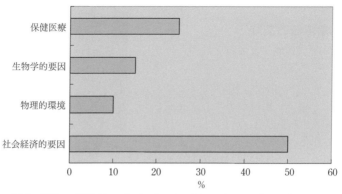

図6 健康への影響（Canadian Institute for Advanced Research, 2002）

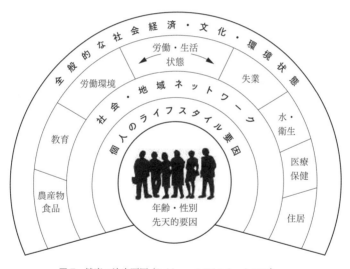

図7 健康の決定要因（Dahlgren & Whitehead, 1991）

り組みはさらに困難といえよう。その意味では、実現可能性としては、保
健医療の役割は大きいと考えられる。

　今回の医学の歴史を見てゆく上でも、これらの点を十分に踏まえること
が重要であろう。

●医療評価の興隆

1970年代初頭に、先ほど述べた、ラロンデの〈健康分野〉の枠組み、マキューンの歴史的死亡率の分析が示されたことにより、医療のあり方が見直され、関連する要因のなかでの位置づけに大きな影響がもたらされた。こうした評価のさきがけとしては、細菌学者のルネ・デュボスが挙げられる。1950年代末、『健康という幻想』で、多くの伝染病の死亡率は、特異的な治療法の導入や、病気の病原体説の証明以前に、西欧や北米では減少し始めていたことを指摘している。

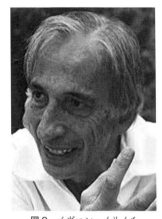

図9　イヴァン・イリイチ
（1926～2002）
オーストリア生まれの哲学者。カトリック神父となるが、その後、ラディカルな社会批評を展開

ラロンデらを追って、さらに、社会評論家のイリイチは（図9）、1975年、『脱病院化社会』を公表し、医療組織そのものが健康の脅威となっていると主張した。要約すると、〈臨床的医原病〉では、医療が利益でなく害をもたらし（薬剤耐性、副作用、不必要な治療、など）、こうした医療が広まり、〈社会的医原病〉となり、健康が収奪される過医療化が社会的に制度化される。そして最後には、〈文化的医原病〉に至り、健康にたいする伝統的文化が、医学文明により植民地化されて、人々の自律的な行動が麻痺されてしまう。ちなみに、彼は、環境こそが健康の主な決定要因であると指摘したが、はじめの医療事故の問題を先取りして、「入院患者の20％が医原病を経験し、その3％が死にいたっている」と批判している。また、医原病による医療費の無駄な増加と反生産性にも注目している。なお、イリイチの参照している重要な文献として、ラロンドとならびマキューンが挙げられている。ただ、マキューンは、イリイチの医療の〈限界〉（limit）を批判し、相対的な〈役割〉（role）を重視した。

こうした先駆的な評価以降、医療の光と影を明確にし、ほんとうに「健康改善をもたらしているのか」、さらに、急増する医療費を説明できるような、「お金に見合う利益をもたらしているのか」という、2つの大きな

表4 医療を取り巻く状況と評価の展開

1970 年代	1980 年代	1990 年代
	経済の減速	経済の停滞
医療費の高騰	医療費の抑制	医療改革
医療の見直し	医療改善の試み	医療改善の展開
評価学の開始	評価学の確立	評価学の適用
より安く	適切な医療	適切な医療を
より良く	適切に提供	適切に提供

疑問から、医療評価の研究と実践が急速に進められてきた。実は、そこには、医療を取り巻く第2次大戦後の、社会的な背景があった（表4）。

　第2次大戦後、社会経済の復興にともない、健康保険や社会保障の制度がととのえられ、多くの人に、大量の医療が提供されるようになり、医療費は急増した。そのため、1970年代当初は、〈より安く〉（doing things cheaper）、〈より良く〉（doing things better）医療を提供する試みが行われた。しかしながら、それらは対症療法的であり、問題を掘り下げ、より根本的な2つの面からの医療評価の研究が開始された。その現われが、ラロンドやマキューンらの例である。

　1970年代初期にオイルショックが発生し、経済は高度経済成長から減速期に入った。そのため、1980年代には、医療費の抑制策がさまざまに行われるようになった。しかしながら、そのほとんどは、目立った成果を上げることができなかった。そのため、医療を〈適切に提供する〉（doing things right）活動が始められた。ただ、提供するのが〈適切な医療〉（doing the right things）でなければ無意味であるため、医療の根拠が求められるようになった。その結果、医療評価の研究は、体系的にまとめられ、標準化された。1990年代に入ると、経済は停滞期に入り、状況はさらに厳しくなった。そのために、これらを統合して、〈適切な医療を適切に提供する〉（doing the right things right）実践が広く進められることになった。医療評価の研究が実践的に試みられるようになったのである。

　医療評価の研究で代表的なものを3つ取り上げてみよう。まず、バンタ（図10）らが開発した評価の枠組み、〈医療テクノロジー・アセスメント〉（health technology assessment, HTA、医療技術評価とも呼ばれる）がある。これは、「医療技術の適用にともなう、短期的・長期的な社会的結果（例、社会的、経済的、倫理的、法的）を検討する、政策研究の一分野」

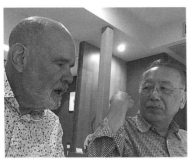

図10 デイビッド・バンタ先生（1938〜）と著者（2019）
米国の医師。医療テクノロジー・アセスメントの創始者。多くの国で政策に組み入れられている

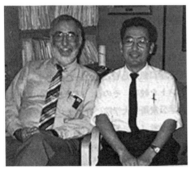

図11 故デイビッド・サケット先生（1934〜2015）と著者（1988）
米国の医師。根拠に基づく医療の主導者。世界の医療を劇的に変革した。医学教育においても、問題に基づく学習の開発に大きな影響をもたらす

と定義されている。最初は、1972年に米国議会の下に設置されたOTA（技術評価局）の一部門として、新たに、医療テクノロジー・アセスメントが追加され、評価が開始された。医療（技術）の評価対象としては、治療、診断、公衆衛生、組織・システムなど、医療知識の適用に該当するものが全て含まれていた。当初は、論議の多かった高度医療技術である画像診断のCT（コンピュータ断層撮影）などを評価して、国際的な注目を浴びた。その後、様々な領域の医療技術について評価が進められ、現在では、多くの国々で（先進諸国から発展途上国まで）、HTAの評価機関が設置されている。なお、日本は、先進諸国の中では、例外的に設置されていない珍しい国である。なお、この評価の名称としては、1970年代の〈医療技術評価〉（medical technology assessment）、1980年代〈保健医療技術評価〉（health care technology assessment）、1990年代〈健康技術評価〉（health technology assessment）と変化しているが、評価対象の拡大・進展にともなうものである。

つぎに、それと平行して、個別の医療については、カナダのマクマスター大学のサケット（図11）らが主導した、〈根拠に基づく医療〉（evidence-based medicine, EBM）がある。これは診断から治療まで、臨床の場で実践的な内容をもつもので、「個々の患者の医療判断の決定に、最新

で最善の根拠を、良心的かつ明確に、思慮深く利用すること」と定義されている。鍵となるのは、科学的に水準の高い根拠（エビデンス）を包括的に把握し（膨大な情報を IT で瞬時に）、その内容を吟味して、目の前の患者に用いるところにある（目の前ということは、その時点での最新、最善であるため、必ずしも科学的な水準が高いものとは限らない）。ちなみに、専門家の意見というのは、根拠のレベルとしては、もっとも低いものである。もちろん、それを用いる医師の専門的な技能と、患者の価値観も重要な要素となる。もともとは、〈臨床疫学〉（clinical epidemiology）と呼ばれていたが、1992 年代に改名されるとともに、カナダから欧米に瞬く間に広がり、医療の根本的な改革となり、医療の水準が大きく改善された。さらに、〈根拠に基づく〉（evidence-based）というキーワードは、医療に限らず、環境、社会学、法学、政策にいたるまで、ほとんどの領域で、基本的な枠組みとなった。

　最後に、医療経済（health economics, HE）は、一般の経済学と異なり、市場が上手く機能しない状況の下で、とくに個別の医療に焦点を当てたものが重視されている。そのため、当初は、〈臨床経済学〉（clinical economics）とも呼ばれていた。現在では、イギリスのドラモンドが有名であり、彼によると「費用（cost）と結果（health outcome）の両面から見た、医療代替案の比較分析」と定義されている。医療がいかに効果的であろうとも、それをすべて利用することは出来ない。というのも、医療に利用できる資源（お金）には限りがあるからである。医療の資源（お金）は、健康保険あるいは税金により集められており、無限ではない。そのため、その限られた資源の下で、健康改善が最大になるように、利用する医療を選択することが必要となる。これは、協同で集めた資源をどのように利用するか、についての社会的な判断である。判断の元になる、経済的な指標としては、1 年健康に長生きさせるのに（QALY：quality adjusted life year 質調整生存年、DALY：disability adjusted life year 障害調整生存年）必要な、費用が利用されている。それは、世界の多くの国々で、おおよそ 500 万円程度といわれているが、論議が多い。ただし、実際には、医療経済の評価は、薬剤や機器、臨床手技などに対する、健康保険や税金からの支払価格の決定に用いられてきている。情報がやや古いが、具体的な評価結果の例を、参考までに表 5 に示した。

　上に述べてきた代表的な医療評価は、たがいに重なり合ったり、依存し

表5 医療の経済的評価の順位表

医療	費用（万円）/健康生存年（QALY）
頭部外傷の神経外科	7
一般医の禁煙アドバイス	8
くも膜下出血の神経外科	15
脳卒中予防の高血圧治療	29
ペースメーカー移植	34
股関節置換	37
冠動脈バイパス移植	65
腎臓移植	146
乳癌検診	179
心臓移植	243
病院血液透析	682
エリスロポエチン治療	1680
悪性頭蓋内腫瘍の神経外科	3347

（Mayson J らの表、1993 を要約）

ていたりするものであるが、現在の一般的な枠組みとして広く用いられている。そうした視点および蓄積されてきた情報も利用しながら、医学の歴史について、これから見て行きたいと思う。

◉**健康とは何か**

これまでの論議で、医療の評価や貢献については、健康改善を大きな指標として考えているが、その前提となる〈健康〉については検討を行ってこなかった。そこで、すこし〈健康〉について見てみよう。

健康の定義については、国際的に広く普及し、事実上標準となっている、WHO（世界保健機関）が 1946 年に制定した憲章がある。そこでは、「健康とは、肉体的および精神的、社会的に完全に良好な状態であり、単に疾病または病弱の存在しないことではない」と定義されている。その後、1990 年代に、健康の定義に、動態的（dynamic）と霊的（spiritual）を追加しようと試みられ、多くの国から賛意が寄せられたが、最終的には否決された。なお、人類生態学の視点では、健康は固定的ではなく、病気の相と相互に移行し、動態的なものであることが指摘されている。

WHO の定義では、今日到達しうる最高水準の健康を享受することは、すべての人間の基本的人権のひとつであると謳われているが、現実的には、到達目標ないし理想的な状態として考えられ、実現されていないことに疑問の余地はない。先にあげたルネ・デュボスも、完全で積極的な健康はユートピア的幻想であり、おかれている環境に適応する、個人的な態度の表れである、と述べている。

その後、経済学、道徳哲学のアマルティア・センが提唱した、健康結果ではなく、その過程を重視した〈潜在能力〉（capability）による接近、また。社会学のアントノフスキーによる、疾病の欠如ではなく、健康を促進

することに焦点を置いた、〈健康生成〉（salutogenic）の考え、そのほか、心理学的、哲学的など、さまざま代替案が提案されたが、WHOの定義を大きく超えるものは未だ見受けられない。ただ、一つ問題となるのは、先にも述べたことと関連するが、この定義を健康政策の具体的目標とする場合は、その内容について、測定可能な多次元の項目が設定されない限り、実現が困難なことであろう。

こうした定義と関連して、日本の国民の健康状態は、どのようであろうか。NHKの2009年「健康意識調査」結果では、身体面で「健康だ（非常に＋まあ）」が75％、精神面で「健康だ（非常に＋まあ）」が74％であった。「身体面、精神面ともに健康だ」は64％であった。さらに、それに生活満足度を加えた「肉体面、精神面にも健康で、生活に満足」は53％であった。WHOの定義には〈完全に〉があるので、〈非常に〉だけに限れば、これよりは遥かに割合は低いであろう。

ただ、健康については、とくに明確な定義があるわけではなく、ごく主観的なものであるが、厚生労働省の2014年「健康意識に関する調査」では（図12）、健康感を判断するのに重視した事項では、「病気がないこと」が63.8％で最も多く、次いで「美味しく飲食できること」が40.6％、「身

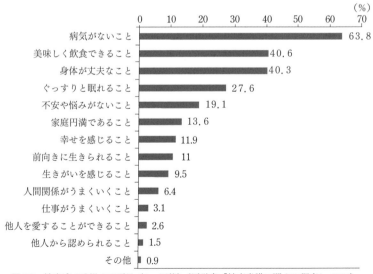

図12 健康感で重視する項目（3つ回答）（厚労省「健康意識に関する調査」、2014）

表6 健康結果の種類

検査結果	
自覚症状	
機能状態	中間的指標
疾患・障害	
生存・死亡	
生存年	
生活の質（QOL）	最終的指標
健康生存年（QALY）	

体が丈夫なこと」が 40.3％であった。この結果からは、一般的には、やはり身体的側面が重視されていることが分かる。

一方、健康に関する一般的な定義や概念ではなく、実際の医療で評価されている健康の指標を見てみよう。その指標は、〈健康結果〉（health outcome）と呼ばれており、その種類を表6に示した。検査結果から始まり、自覚症状、疾患、さらには健康生存年まで、さまざまなレベルがある。検査結果や機能状態などは、直接、疾患や死亡に繋がるわけではなく、どのような意味や価値があるのか明確でないため、中間的指標と呼ばれている。生存・死亡は、誰にとっても価値が明確であり、最終的指標と呼ばれている。歴史的に見ても、重要で測定可能な指標として広く用いられてきた。

なお、近年注意を集めているのが、生活の質（quality of life, QOL）であり、それに関心が向けられたのは、WHO の健康の定義であった。そこからさらに、生活の質により、生存年を重み付けした、健康生存年（QALY）が生み出された。

実は、医療の領域において、生活の質の具体的な内容が系統的に検討され始めたのは、1980年代に入ってからである。その後、急速に研究が進展し、広範囲に利用されることとなった。ただし、生活の質の評価については、経済学では、社会経済的状態の指標として、1920年代から検討が行われていたので、健康領域では、それと区別する意味で、〈健康に関連した生活の質〉（health-related QOL）がよく用いられている。

生活の質の測定方法としては、多次元の症状や機能状態、さらに社会生活に関連する、数十項目からなる〈一般的健康像〉（general profile）が開発されており、多角的に健康を把握でき、多様な疾患、多様な集団に適用されている。それと対照的なのが、〈効用〉（utility）（つまり健康の価値）であり、完全な健康を1、死亡を0として、個別の健康をその間の単一の値で位置づけるものである。表7に代表的な事例を示した。興味深いのは、死んだ方がまし、という状態がマイナスの値で評価されている。この効用で、一年一年を重み付けして足し合わせたものが、健康生存年（例、

QALY）である（例えば、10 生
存年であっても、重症の狭心症
ですごす場合は、0.5（効用）×
10（年）＝5 QALY（健康生存年）
となる）。

このように、医療による健康
改善の指標としては、歴史的に
は死亡率や生存年数（余命）が
用いられてきたが、最近では、
QOL や健康生存年が評価でき
るようになってきている。ただ
し、後者の評価は、医学の歴史
の中でも、ごく最近の極めて短
い時期のみである。

表7　健康状態の効用

完全な健康（基準）	1.00
更年期症状	0.99
高血圧治療の副作用	0.95
狭心症（軽度）	0.90
移植腎患者	0.84
狭心症（中度）	0.70
病院腎透析	0.57
狭心症（重度）	0.50
長時間の不安、うつ、孤独	0.45
盲、聾、唖	0.39
病院隔離	0.33
死亡（基準）	0.00
激痛で臥床	マイナス
意識不明	マイナス

📖 参考文献

・イリイチ　I：脱病院化社会（Medical nemesis, 医療の復讐），金子嗣郎訳，日本評論社，1998（1975）
・加藤尚武編：ハイデガーの技術論，理想社，2003
・デュボス　R：健康という幻想（Mirage of health），紀伊國屋書店，1964（1959）
・ハラリ　YN：サピエンス全史（A brief history of Humankind），上・下，河出書房新社，2016（2011）
・久繁哲徳：医療のテクノロジー・アセスメント，医療の質を保証する社会的な枠組み，病院，52：394-401, 1993
・久繁哲徳：医療の質と標準化をめぐって，その背景と根拠，病院，57：508-513, 1998
・久繁哲徳：根拠に基づく医療，その2：EBM の歴史と役割，あいみっく，20 (3)：4-9,1999
・久繁哲徳：結果研究の役割と動向，Schizophrenia frontier, 2：34-40, 2001
・久繁哲徳：医療における生活の質の評価，Schizophrenia frontier, 2：107-117, 2001
・久繁哲徳：精神医療の経済的評価，Schizophrenia frontier, 2：174-187, 2001
・久繁哲徳：医療事故減少の目標を達成するために，根拠に基づく患者安全，久繁哲徳・車谷典男監訳，医療事故の予見的対策，医療の FMEA 実践ガイド，じほう，2004
・久繁哲徳：臨床医学への応用，青山英康監修，今日の疫学，第2版，医学書院，2005

・福永光司：荘子, 外編・上, 朝日文庫, 1978
・Banta D, Luce G : Health care technology and its assessment, Oxford Univ. Press, 1993
・Berwick DM : Hackbarth AD : Eliminating waste in US health care, JAMA, 307 : 1513-1516, 2012
・Blaxter M：健康とは何か, 第2版（Health）, 渡辺義嗣訳, 共立出版, 2011
・Canadian Institute for Advanced Research : Estimated impact of determinants of health on health status of the population, Health Canada, 2002
・Drummond M, et al.：保健医療の経済評価の方法, 4版（Methods for economic evaluation of health care programmes）, 久繁哲徳監訳, 篠原出版, 2018
・Institute of Medicine, Committee on Quality of Health Care in America; To Err is Human : Building a Safer Health System, National Academies Press, Washington DC, 2000（人は誰でも間違える—より安全な医療システムを目指して, 医学ジャーナリスト協会訳, 日本評論社, 2000）
・Lalonde M : A new perspective on the health of Canadians, Minister of Supply and Services, Ottawa, 1974
・McLachlan G, McKeown T, eds.: Medical history and medical Care, Oxford Univ. Press. 1971.
・McGinnis J, Williams-Russo P, Knichman JR : The case for more active policy attention to health promotion, Health Affairs, 21 : 78-93, 2002
・Muir Gray J : 根拠に基づく保健医療, 健康政策と経営管理の判断決定の方法（Evidence-based health care）, 久繁哲徳監訳, じほう, 1999（Churchill Livingstone, 1997）
・Sackett D, et al.：根拠に基づく医療（Evidence-based medicine）, 久繁哲徳監訳, オーシーシー, 1977
・Surgeon General : Healthy people, the Surgeon General's report on health promotion and disease prevention, US Department of Health, Education, And Welfare, 1979
（なお, 執筆に際しては, 一次・二次資料として, 印刷物やデジタルデータ, インターネットなどさまざまな媒体から, 数多くの公有資料を利用している. 紙面の都合上, 煩雑さを避けるために, そのなかから主なもののみを上に挙げている. 次章以下も上記と同様である）

第2章
歴史の転換点
科学・技術革命による大転換

◉歴史の転換点

　医療・健康の歴史を見てゆく上で、その基礎となる社会全体を視野に入れて、人類の歴史を概観しておくことが必要である。人類の歴史の大半を占める期間は、医療については、自然発生的な萌芽とも言うべき長い時期が続いており、ほとんど見るべきものは無い。したがって、健康改善の重要な要因としては、生物学的要因や環境要因、生活様式要因が大きな役割を果たしている。それに比べれば、科学的な現代の医療の時期は、最近のほんの一瞬である。

　科学史の伊東俊太郎は、文明の視点から人類の歴史に5つの転換点を認め、それを革命と呼んでいる。具体的には、「人類革命」、「農業革命」、「都市革命」、「精神革命」、「科学革命」である。こうした転換点については、半世紀近く前、すでに哲学者のヤスパースが『歴史の起源と目標』(1949) で、歴史を先史時代、古代高度文化、枢軸時代、科学・技術時代に区分している。また、ごく最近の例では、ハラリが『サピエンス全史』で、認知革命（7万年前）、農業革命（1万2千年前）、科学革命（500年前）の3つの転換点を挙げている。既存の事実に基づく限り、重点に軽重はあるものの、それほど大きな違いは認められない。

　ここでは、おおよその概観を得るために、一つの例として、以下に伊東説の概要を取り上げてみよう。この概要では、安田喜憲らの環境考古学の情報も参照されている。さて、5つの革命の特徴を記載するとともに、健康と各種の関連要因について、簡略にコメントをつける。具体的な詳細については、今後、それぞれの歴史のなかで検討を行う。

Ⅰ．人類革命（500万年前）

　「人類革命」とは、類人猿から人類への移行を意味する変換期で、人類史そのものの始まりを画するものである。この人類の成立は、直立歩行や道具の製作、大脳の発達、言語の有節化や家族の形成などが複雑に絡みあった一連の過程である。「人類革命」は、ほぼ500万年前にエチオピ

ア・ケニアを中心とする東アフリカで生起したと考えられている。 この時期、地質時代区分では第三紀から第四紀にかけて、地球の気候は寒冷化し、人類は新たに草原に降り、直立歩行を開始し、従来の森の生活を離れたと考えられる。つまり、「人類革命」は、こうした環境変化の危機における、新しい生き方、生活様式の選択によってもたらされたと考えられる。

　とくに、注意すべきは、人類の歴史の99％以上を占めるのは、人類革命からの先史時代（狩猟採取時代）である。この長期にわたる人類の進化の中で、生物学的要因（遺伝）が形作られ、現代の我々にも脈々と受け継がれている。この時点では、健康に寄与する要因としては、生物学的要因が極めて大きく、また、生活様式としては、移動しながらの狩猟採取という生活様式、さらに気候などの環境要因の影響も大きかったであろう。

2．農業革命（1万年前）

　「農業革命」とは農耕の始まりを意味する。狩猟採集を行っていた人類の一部 が、あるところで農耕を発見し、野生植物を栽培化すると同時に、野生動物をも飼育化して、食糧の能動的な生産と確保を始める変革期である。 農耕の開始は、西アジア、アフリカ、中国などで、1万2000年から7000年前と考えられる。温暖化のなかで豊かな森林資源に頼って人口を増大させてきた人類が、突然の寒冷化に直面して草原に出て、野生植物の栽培化を始め、食糧の人為的獲得を始めたと考えられる。

　つまり、生活様式が、移動の狩猟採取から、定住の農耕に劇的に変化したことにより、運動や栄養への影響が認められる。とくに食物摂取の質と量の変化は、現在の疾病構造にもつながる問題が生じている。また、定住により、環境要因では、廃棄物や感染症などの問題が生じる。

3．都市革命（前3500年）

　「都市革命」とは都市文明の成立を意味する。都市文明とは、農業生産の高まりにより、直接農耕に携わらない、かなりの人口の社会集団が一定の限られた場所に集住し、そこに高度な統治体制が出現する。階層は分化し、宗教が組織化され、手工業が発達し、富の蓄積と交換が行われるようになる。このような「都市革命」は、紀元前3500年頃のシュメールからはじまり、エジプト、インド、中国、アメリカなどに起こった。「都市革命」が始まる前3000年頃、北緯35度以北は乾燥化、以南は湿潤化していたが、それ以降逆転した。そしてその乾燥化したところに都市文明が成立

する。乾燥化により牧畜民が砂漠を追われ、水を求めて大河の中下流域に移動し、そこで定住農耕民と接触して都市文明が成立したという仮説が出されている。

　この時代は、生物学的要因、生活様式、環境要因に大きな変化はない。ただ、文明の発展により医療の要因に変化が生じる。医療や医学について、さまざまな経験が蓄積、記録されることになり、各地域で特徴を持った健康や医療の考え方が作り出されて行く。ただし、宗教的・神話的・超自然的であり、その有効性は限定的であろう。なお、現代医療で見落とされた内容があるとして、近年、〈補完代替医療〉（Complementary and Alternative Medicine、CAM）の萌芽が指摘されている。

4．精神革命（前 8 世紀～前 4 世紀）

　「精神革命」は、呪術的神話的思惟方式を超え、普遍的原理に基づいて統一的に思索し、そのなかで人間の位置を自覚しようとすることを言う。つまり精神の変革、いわゆる高度宗教や哲学の誕生を意味する。「精神革命」は、前 8 世紀から前 4 世紀にかけて、イスラエル（旧約聖書）、ギリシャ（ギリシャ哲学）、インド（ウパニシャッド、仏教）、中国（諸子百家）にほぼ並行して起こっている。これは、前 1200 年頃に始まる民族移動と関わり、それは当時の気候変動に誘発されたと考えられる。「精神革命」における思想の合理化は、このような遊牧民の文化が、それまで定住農耕民のイデオロギーを基盤とする都市文明のなかに徐々に浸透していくことによって起こったと考えられる。

　この時代で、ひとつ注目されるのは、ギリシャにおいて、医療が宗教的・神話的な内容から離れ、自然の観察に基づき、病気やその治療法について検討が行われ、治療の実践に役立てようとする試みが行われ始めた。そうした経験や知識は、図書館などに蓄積され、医療や医学の体系化が行われてくる。

5．科学革命（17 世紀）

　「科学革命」は近代科学の成立を指し、17 世紀の西欧においてのみ生起した。それはデカルトの「機械論的自然観」の形成とフランシス・ベイコンによる「自然支配の理念」の推進を中核として推し進められた。17 世紀に起こった近代科学は、18 世紀後半に起こった「産業革命」と結びつき、そのまま今日の科学技術文明に連なっている。気候的にみれば 16 世紀～17 世紀は小氷で、農業生産力は下降し、疫病が発生した。デカルト

やベイコンの考えも、こうしたヨーロッパの窮乏を、自然に従属するのではなく、それを人為的に改変し再組織することにより克服しようとしたものと考えられる。環境考古学の知見を参照すると、人類文明史の大転換期は、すべて何らかの仕方で気候・環境の変動と関連しており、環境が良いときではなく、むしろ悪化しているときに起こっていると考えられる。

この時代は、生物学的要因はそのまま継続されるが、生活様式および環境要因は、都市化・産業化により、さらに劇的に変化し、現代に移行してゆく。医療・医学は、科学革命により、経験的なものから科学的なものへと転換が進められてゆく。その中でも、科学的な環境対策が、都市の衛生改善として、はじめて進められる。こうして、医療・医学の健康への寄与が増すにつれて、その役割の本格的な検討が進められる時代を迎える。

●歴史の大転換点

人類の歴史の転換点について、5つの革命について概観して来た。健康への影響について、生物学的要因は先史時代の進化により大きく決定され、現在もその影響下に置かれている。その後は、人類の革命の継続により、環境要因と生活様式が劇的に変化し、健康に大きく影響したことを指摘した。長期的な歴史から見ると、医療の未発達な時代が人類の歴史の大半を占めるため、これらの要因が重要な役割を果たしている。もちろん、これらは、互いに関係している。上記の5つの革命の中でも、とくに注目されるのは、人類の歴史に大転換点を生じさせた、科学革命である。そこで、医療の歴史の時代的な変化を検討する前に、経済、寿命、医療技術、人口を指標として、驚くべき歴史の転換を見てみよう。

I. 世界経済の歴史

経済は、人の生活状態、つまり食物から衣服、住居、環境など暮らしの物質的な側面と関連しており、そのため健康にも密接なつながりがある。経済学で使われる生産は、あらたな価値を生み出すことであり、それが最終的には所得となる（その意味で、国民（国内）総生産、国民所得などは、違いはあるものの、おおよそ互換的な意味をもっている）。

世界経済の長期的な歴史の簡潔な要約が、クラークの『10万年の世界経済史』（原題は『施しよさらば』）の冒頭、「1枚の図でわかる世界経済史」（図1）で示されている。これは紀元前1000年から2000年にわたり、人口一人当たりの所得を図示している。興味深いのは、1800年以前の長

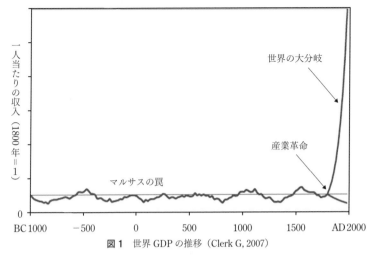

図1　世界 GDP の推移（Clerk G, 2007）

いあいだ、所得はすこし変動がある
ものの、ほとんど変化せず、増加す
るような傾向が見られなかったこと
である。ところが、1800 年以降の
産業革命期を境に、多くの国で急速
に所得が増加していることが認めら
れる。一方、それ以外の国では逆に
減少している。こうした現象を〈大
分岐〉と呼んでいるが、双方を合わ
せた全体でも所得は急速に増加して
いる（なお、中国の経済発展によ
り、欧米との差が無くなってきてお
り、これは〈大収斂〉と呼ばれてい
る）。前 1000 年以前の一人当たりの
所得についても、表1に示すよう
に、1800 年以前と大きく変わるわ

表1　原始時代からの世界 GDP の推移
（ドル、1990 年国際ドル基準）

BC		
	100 万年	92
	1 万年	93
	5000 年	103
	1000 年	127
AD		
	1 年	109
	500 年	102
	1000 年	133
	1500 年	138
	1700 年	164
	1800 年	195
	1850 年	300
	1900 年	679
	1950 年	1,622
	2000 年	6,539

（Bradford De Long J, 1998 より要約）

けではない（もちろん、こうした推計は、強い仮定に基づくものであり、
当らずといえども遠からず、と思って参考に留めるのが良いであろう）。
　なお、大分岐の参考に、西欧とともに、中国や日本の国民総生産（GDP）

表 2 世界の GDP の推移（AD1 から AD2001 まで）

国・地域	AD1	AD1000	AD1500	AD1700	AD1870	AD1950	AD2001
西欧	111	102	442	813	3,676	13,962	75,503
英国	—	—	28	107	1,002	3,478	12,021
米国	—	—	8	5	984	14,559	79,658
中国	268	266	618	828	1,897	2,399	45,698
日本	12	32	77	154	254	1,610	26,245

単位：億ドル（1990 国際 Geary-Khamis ドル基準、Madison A, 2003 から要約して表示）

を表 2 に示した（ここでは一人当たり GDP ではなく、国全体を示している）。産業革命期の 1800 年より以前は、中国（表示していないがインドも）が世界最大の経済国であった。日本でさえ、1700 年には英国よりも（米国は言うにおよばず）GDP は大きかったのである。産業革命後の 1870 年には西欧が中国の 2 倍近くになり、英国と米国は日本を追い越している。

　太古の昔から 1800 年まで一人当たり所得は停滞し続けた。たとえ、いくつかの技術進歩により社会全体の所得は増加し始めたとしても、その後の人口増大により相殺され、一人当たりの所得が増加しなかった。これが、「マルサスの罠」といわれているものである。マルサスの罠は、大きな論議を呼んだが、歴史的な研究により正しいことが認められている。先のクラークは、1800 年当時の平均的な生活水準は、紀元前 10 万年の平均水準を上回っていたわけではなく、むしろ 1800 年の世界人口の大半は、遠い祖先らよりも貧しい暮らしをしていた、と指摘している。さらに、18 世紀の先進諸国である英国やオランダなど豊かな社会の人でも、石器時代と同じ物質的レベルの生活であり、東・南アジアではそれよりもはるかに劣悪だったということである。

　わずか 200 年前に始まった産業革命により、このマルサスの罠を脱して、経済は急速に発展した。人口もそれに合わせて増加したが、以前のように、一人当たりの所得や経済は相殺されなかったのである。産業革命は波状に広がってゆき、まず、英国で紡績の機械化と蒸気機関の導入が行われた。つぎに、蒸気機関の運搬への利用が行われ、石炭や鉄鋼の工業化がすすんだ。また、ドイツなど西欧に産業革命が広まった。そして、産業革命の波は米国、さらにはロシア、日本へ広がって行き、鉄鋼、化学、電気

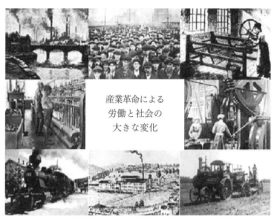

産業革命による
労働と社会の
大きな変化

図 2　産業革命による職場、交通、社会の変化

の産業が起こった。こうした、近代を特徴づける革新（イノベーション）
は、急速な速度で増加し、新しい技術は資源に対する人間の管理を強め、
生活様式、文化と宗教、健康と加齢、社会と政治の関係を大きく変えた。
とくに生産様式では、資本制的生産様式が生まれたのである（図 2）。

　産業革命や資本制的生産様式についての大きな謎は、それが英国（さら
に西欧）に起こり、その他の文明圏（例えば、中国やインド）で起こらな
かったことである。その理由については諸説があり、論議が行われてい
る。クラークは、数量経済史の検討から、豊かな階層が子孫を多く残し、
そのため彼らの勤勉さ、契約保持、財産権の尊重などの行動様式が広がっ
たとする。ただ、これはあまりに単純かつ偏った説と批判も多い。米国の
経済史家のモキアは、知識経済学の観点から検討を行った。17 世紀の科
学革命では、自然がどうなっているのか、という法則性が主な関心であっ
たが、18 世紀の産業革命期では、自然をどのように操作できるのか、と
いう法則性、つまり実際の社会に「役立つ知識」が注目された。そうした
啓蒙的な産業精神により工業化の技術に橋渡しされたという、知的起源を
重視している。

　興味深いのは、英国で資本制的生産様式が生まれたのは、一般的に言わ
れているように産業革命によるものではなく、それを主導したのは 17 世
紀から 18 世紀に掛けての植民地経営と貿易の成功であると、英国の経済
史のアレンらは指摘している。その背景には、軍事革命による戦争の変化

があり、戦争に勝ち抜く強力な軍事国家の形成が必要となったことがある。そして、それを可能にするために、法の支配による財政や財産権の確立が行われた。また、国内では、都市化による工業が促進され、それにともない多数の労働者が都市に集中した。かれらの賃金は急速に増加し、それにより消費は増大した。それが産業の成長を牽引したことと言われている。例えば、英国における労働者の賃金は、1770年代から1850年代に倍増し、生存水準の4倍近くになった。そのため、エンゲルスが『英国における労働者階級の状態』（1845）で活写した悲惨な状態は、急速に改善されたのである。

2．人類の寿命の延長

　経済の大転換により、衣食住を初めとして社会生活に大きな改善がもたらされた。そうした転換による健康への影響を見てみよう。表3に示すように、1800年以降、数世紀にかけて大幅な寿命の延長が実現されたことが認められる。これは、人類がなしとげた最も偉大な成果ではないかと言われている。図3は、これを模式的にまとめた図であるが、類人猿の共通の祖先の寿命が10~15年であったのに、人類の初期の平均寿命は、おおよそ20〜35年と倍増したと想定されており、その後、ほとんど変化が認められなかった。寿命の延長が始まったのは産業革命以前からと考えられており、寿命は緩慢で不規則に延びていた。それに対して、産業革命後の1900年には、先進国の寿命の延長は40〜50年程度まで延びている。20世紀前半には、先進国の間で寿命は極めて急速に延びた。その後、これらの国々の寿命の延びは緩やかとなった。現在、世界で最も健康水準が高い国々の寿命は約80年に達している。このように、人類の寿命延長の約半分は20世紀に達成されたものである（なお、人間の寿命は、120歳前後で生物学的に限界に達するとい

表3　世界の寿命の歴史

時代	年
旧石器時代	33
新石器時代	20
古代（ローマ）	20~30
中世（英）	20~30
1300年代（英）	24
1500年代（英）	34
1600年代（英）	38
1700年代（英）	35
1800年代（仏）	25
（英）	41
（仏）	39
（世界）	26
1900年代（英）	50
（仏）	47
（世界）	31
1950年代（英）	69
（仏）	65
（世界）	49
1990年代（英）	77
（仏）	78
（世界）	66

（MadisonとWikipediaの資料から）

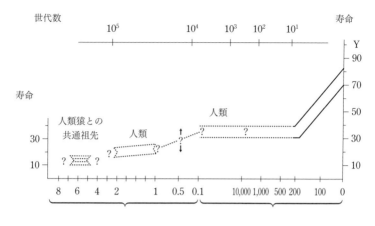

図3 平均寿命の進化（Finch, 2012）

われているが、未だ論議が多い）。

　1800年以降の寿命の延長の主な要因としては、社会経済的要因（衣食住の改善）とともに、公衆衛生の改善が挙げられる。これらにより感染症の死亡が減少したことにより、寿命が延びたのである。年齢層では、とくに乳幼児に大きな影響が認められる（以前は死亡率が20～30%であったものが、1950年ごろにはその10分の一まで低下した）。この年齢層の死亡率が大幅に低下した後は、高齢者の死亡率が改善の対象となるが、その対策は困難であり、現在の大きな課題となっている。そのため、近年の寿命の延びが減速している。なお、感染症の治療に絶大な効果を示した抗生物質は、20世紀後半の開発であり、予防のワクチンも、最初のジェンナーの天然痘が18世紀後半であるものの、その多くは19世紀から20世紀になってから開発された。

　経済状態と健康との関係について、現在の世界各国の間で比較した結果を図4に示した。一人当たり国民総生産（GDP）と平均寿命は、明らかに相関が認められ、経済が良くなると寿命も延びることが認められる（説明率は69%）。この曲線は平均的な値を示しているが、日本は、それよりはるかに上に位置しており、同じ経済状態でもより寿命が長いことを示唆している（つまり、経済だけでなく、他の生活様式などの影響が想定される）。また、特徴的なのは、一人当たりGDPが低い範囲では、その増加にともない、急速に寿命が伸びるが、高い場合には伸びが緩やかになって

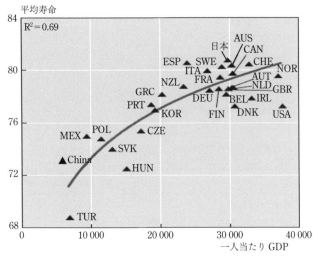

図4 平均寿命と一人当たり国民総生産（GDP）との関連
（OECD：Health data、2003）

いることである（いわゆる効用逓減の法則が当てはまる）。その意味では、現時点での横断的比較（先進国と発展途上国）は、歴史的な比較（現在と過去）と対応しているものと考えられる。ただし、注意すべき点は、健康の決定要因の論議が示すように、寿命に関係するのは経済状態だけではなく、他の多様な要因も関係しているため、あくまで参考的な情報であることに注意が必要である。

3. 医療技術の進展

　経済の大転換の背景となった科学と技術の革命は、医学・医療にも大きく影響を及ぼしている。キリスト教的な有機体的世界観が17世紀ごろまで支配的であったが、物理学では自然の機械論的な考え、医学や薬学の分野では魔術的・神秘的な錬金術の化学的考えが普及してきていた。こうした科学的な方法が、産業革命期には具体的な医療技術へと転換して行った。科学技術史の年表から、医療技術の累積を見ると、経済と対応した医療技術の発展が分るであろう。

　図5に、検査技術の成長曲線を示した。1700年から2000年まで、およそ300年間に、どのように検査・診断技術が発展してきたかを見ることができる。縦軸は、指数となっており、発展のスピードを表わしている。最

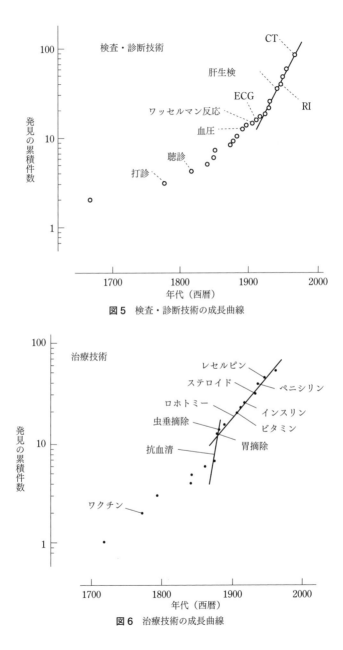

図5 検査・診断技術の成長曲線

図6 治療技術の成長曲線

初の頃は、打診や聴診が発明されるが、1800 年代の半ばからは新しい技術の開発が急速に進み、血圧や心電図、RI（放射性同位元素）、CT（コンピュータ断層撮影）などが利用可能になっている。

一方、治療技術では、図 6 に示すように、1800 年以前はワクチンなど極めて数少ない治療しか開発されていなかった。しかし、1800 年代後半からは、検査・診断技術と同様に、急速に開発が進み、抗血清や、外科の胃摘除術、インスリン、ステロイド、抗生物質など、驚くべきスピードで治療技術が利用可能になってきている。

4．世界人口の歴史

経済の急激な成長により、健康や社会に大きな変化がおよんだ。上に述べたように、人類の寿命も、経済の成長と同じように、産業革命以前の長い時期に延びは無く、その後、急速に延びていた。それでは、世界人口は、どのような変化が見られたであろうか。

人口の一万年にわたる歴史的な変化を図 7 に示した。ひと目でわかるのは、1800 年ごろから人口が劇的な増加を示しており、その後、とどまるところを知らない。ただし、詳細に見ると、狩猟採取時代の 13 万人から

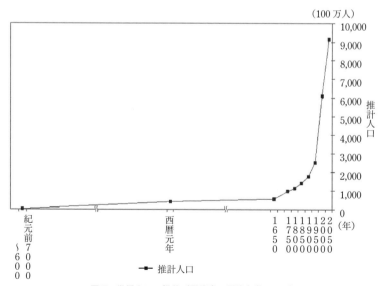

図 7　世界人口の推移（環境省：環境白書、2010）

一万年前の定住農耕の4百万人に急増している（表4、図8）。実は、定住農耕により、栄養状態が当初は低下し、さらに感染の危険が高まり、死亡率は上昇すると推定されている。それなのに何故人口が増加したのであろうか。その理由としては、定住により出生率が高まり、子育ての費用が減少したと考えられている。その後、都市や国家の形成により、人口が増加するものの、一万年の間は、その程度は緩慢であり、急激な変化は見当たらない（図7、表4）。こうした人口の変化を、「人口革命」（population revolution）とか、「人口転換」（population transition）と呼んでいる。人口転換に関連して、注意すべき点を図8に示した。ここでは、狩猟採集の石器時代から、定住農耕を経て1000年までの人口

表4　狩猟採集時代からの世界人口の推移

時代	人口
BC	
100万年	13万
30万年	1百万
1万年	4百万
5000年	5百万
1000年	5千万
AD	
1年	1億7千万
500年	2億
1000年	2億7千万
1500年	4億3千万
1700年	6億1千万
1800年	9億
1850年	12億
1900年	16億
1950年	25億
2000年	63億

（Bradford De Long J, 1998 より要約）

の変化を示した（片対数の図なので、傾きは増加のスピードの変化を示している）。それで見ると、近代以前にも、1万年前の定住農耕と、5,000年前の都市と国家の形成の時期で転換がみられることである。

近代の人口転換の内容を図8に示した。人口の変化の段階を見ると、〈多産多死〉から〈多産少死〉を経て、やがて〈少産少死〉に至る過程を経る。第1段階の〈多産多死〉では、出生率も死亡率も高水準にある。発展途上にある伝統的な農業社会では、生活水準も低く死亡率は高く、また飢饉、疫病、戦争等の要因により、人口は大きく変動し不安定である。そのため、社会や家族を維持するために高い出生率が維持される。そのため、近代化前の社会では、人口は変動するものの増加率は低い状態で維持される。

第2段階は、〈多産少子〉の初期であり、出生率は高いが、死亡率が低下する。多くの西欧諸国では、産業革命により工業社会に入り、生活水準は上昇し、衛生・栄養状態の改善が行われる。また、農業の生産も改善される。死亡率の低下は、前にも述べたように、乳幼児の感染症死亡率が主

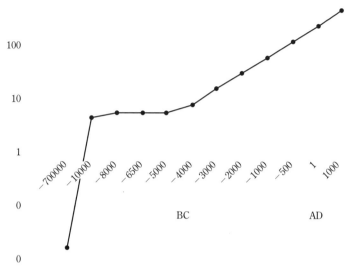

人口（百万）

図8　世界人口の推移（BC10万年からAD1000年）（Wikipedia：past population より作図）

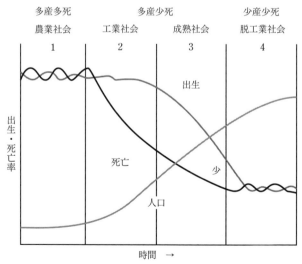

図9　人口転換のモデル

なものである。ただし、避妊や家族計画の意識はなく、出生率は高いままである。そのため、出生と死亡の差により、人口が増加する。第3段階は、〈多産少子〉であるが、出生率も、死亡率を追いかけ次第に低下する。成熟した工業社会になり、少数の生まれた子どもに対して養育に投資が行われる。また、避妊や家族計画の知識と技術が広く普及する。死因構造も、感染症から、慢性疾患に変化する。こうした転換を、〈健康転換〉（health transition）や〈疫学転換〉（epidemiologic transition）と呼んでいる。

　第4段階は、〈少産少死〉であり、出生率は死亡率を追い急速に低下する脱工業社会に入る。しかしながら、死亡率の低下は緩慢となる。というのも慢性疾患が中心であるため、医療の効果が限定されるからである。出生と死亡がバランスを取り低位で安定し、人口増加が止まる。ときに人口減少が生じる可能性がある。主な先進諸国では、この段階に入っており、人口維持ないし増加のための少子化対策が課題となる。なお、発展途上国は、現在では、2段階から3段階に急速に移行し人口爆発が起こり、しかも健康政策も、急性感染症から慢性疾患に対する対策に転換している。地域的には、今後の人口増加は、アジアからアフリカに移行する。

5. 世界人口の将来予測

　世界人口の急速な増加は、今後、はたしてどのようになるのであろうか。地球の限りある資源や環境問題が懸念される中、ふたたびマルサスの罠にかかるのではないかと、人口問題が注目されている。とくに、先進諸国では、医療を初めとする科学技術により、将来、寿命がさらに急速に延びるという予測もあり、発展途上国では多産少子の人口転換を迎える国も多い。しかも、死亡率低下と寿命が限界に近づいているという根拠も必ずしも確立していない。

　こうした状況を背景として、国際的な経済人や学識経験者からなるローマ・クラブが、地球と資源の限界の予測を行い、『成長の限界』（1972）を公表した。人口、食料、資源、汚染などの面で、人類社会は、2030年までには経済が破綻し、人口減少が起こり、人類の衰退が始まると警告した（図10、図11）。その中で、人口は、いくつかの強い仮定の下で、21世紀の後半にピークを迎え、2100年には減少すると予測されていた。この予測については、モデルが単純すぎるなどの批判も多く出された。しかし最近、オーストラリアの物理学者グラハム・ターナーは、ローマ・クラブの

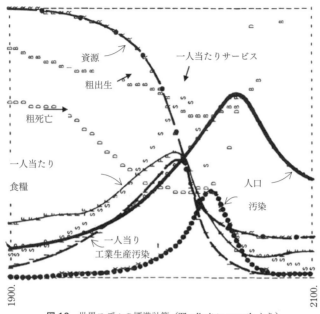

図10　世界モデルの標準計算（The limit to growth より）

シナリオの予測値と 1970〜2000 年の実測値を比較しているが、その結果はほとんど一致している。

人口学者のジョエル・コーエンは、『地球は何人の人間を支えられるか』（1995）で、これまでの研究から、地球がどれほどの人口を支えられるのか（自然の制約）、その推定値を検討した。それは主に、最大の食糧生産量と最小の食糧消費量を比較したものである。その結果、高い推定値（中央値）は120億人、低い推定値では77億人であることを認めた。これは当時、国連が、人口学的な死亡率や出生率から予測した 2050 年予測値と類似していると指摘されている。

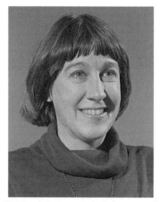

図11　ドネラ・メドウズ（1941-2001）米国の環境科学のパイオニア。『成長の限界』の指導的な著者として有名

34

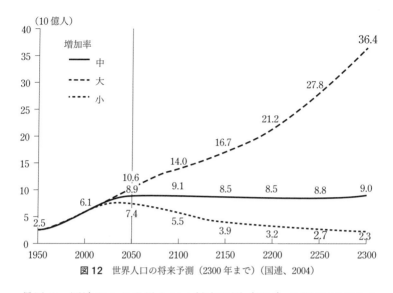

図12 世界人口の将来予測（2300年まで）（国連、2004）

　最近の、国連による世界人口の将来予測（2004）を図12に示した。
2300年まで、人口増加率を小から大の3つのシナリオで推定している。
増加率が中程度あれば、2300年において、ほぼ横ばいの90億人となる。
一方、増加率が小であれば、減少して23億人となるが、増加率が大であ
れば、364億人に達する。ここで、視点を変えて、人口の総数の推移では
なく、増加率の推移を見てみよう（図13）。人口の増加率は、1970年代か
ら、ずっと上昇し、1950年代に一気に加速し、1968年に2.1％のピーク
を迎えている。その後、増加率は急激に低下し、2019年には1.1％と半
減した。その後の予測では、2100年には0.1％にまで低下すると予測さ
れている。ただ、総人口はそれまで増加して行くことになる。これまでの
人口の歴史を見ると（図17）、18世紀からの急激な増加は20世紀半ばを
ピークとして、一つの峯をもつ曲線になる。18世紀以前はほとんど定常
的であり、その後、急激な変動期に移行し、22世紀には定常的に戻るこ
とになる。その意味では、18世紀から22世紀は、人類の歴史でも特異的
な時期と言えよう。こうした推定とともに、資源や環境などの限界のシ
ミュレーションも併せて、今後は、〈定常化社会〉としてのあり方を緊急
に考える必要があることが指摘されている。しかしながら、どのような形
になるのか、まだ不明である。

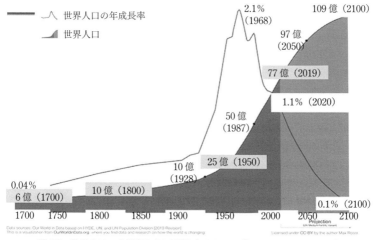

図13 世界人口の成長率と人口予測（1799-2100年、CC-BY Max Roson）

　さて、論議を前に戻すと、人口の増加が中程度であれば、まだ自然の制約の範囲内に収まるが、それを越えると支えきれないことが予測される。ただ、自然制約の条件として、食糧だけに注目するのは問題があるため、最近では、地球環境（温暖化、大気・海洋汚染なお）や、それによる生物多様性などへの影響にも目を向けた生態学的指標が重視されるようになった。そうした一つに、「フットプリント」（足跡）があり、「エコロジカル・フットプリント」では、人間ひとりが持続可能な生活を送るのに必要な生産可能な土地面積として表わされる。2008年の推計では、北米やEUなどの地域でその上限を超えていることが指摘されている。

　世界人口については、人口学的な視点からも、「世界開発人口会議」により、「女性の性と生殖に関する健康・権利」を重視した取り組みが普及しているが、さらに上に述べたような地球規模のシステムの問題として対応を考えることが重要といえよう。人の健康と医療もその中で、どのような役割を果たすことができるのか、もういちど立ち返ってみる必要がある。

📖 参考文献

・石裕之，他：環境と文明の世界史，洋泉社，2001

・伊東俊太郎：比較文明，東京大学出版会，1985
・大塚柳太郎：ヒトはこうして増えてきた，新潮社，2015
・川北稔：イギリス繁栄のあとさき，ダイヤモンド社，1995
・クラーク　G：10万年の世界経済史（A farewell to alms［施しよさらば］），上，下，日経BP社，2009（2007）
・クリスチャン　D：ビッグヒストリー入門（This fleeting world），渡辺政孝訳，WAVE出版，2015（2007）
・ハラリ　YN：サピエンス全史（A brief history of Humankind），上，下，柴田裕之訳、河出書房新社，2016（2011）
・メドウズ：成長の限界―ローマ・クラブ「人類の危機」レポート，ダイヤモンド社，1972
・リヴィ-バッチ　M：人口の世界史，速水融・斎藤修訳、東洋経済新報社，2014
・Allen RC：The British industrial revolution in global perspective, Cambridge Univ Press, 2009
・Bradford De Long J：Estimates of world GDP, One million B.C.–present, 1998
・Cohen J：How many people can the earth support?　W. W. Norton & Company, 1996
・Department of Economic and Social Affairs, Population Division：World population to 2300, United Nations, 2004
・Madison A：The world economy, 1–2001 AD, 2003
・Meadows DH, et al：The limits to growth : A report for the Club of Rome's project on the predicament of mankind, Universe Books, 1974
・Roser M：World population growth–our world in data, 2013
・Turner GM：Is global collapse imminent? An updated Comparison of the limits to growth with historical data, Research paper 4, MSSI, 2014

第 3 章

現代医療の最も重要な発展は何か？
①英国医学雑誌の投票

● 19世紀以降の医療の発展

　医療・医学は、経済の発達とともに、19世紀以降、目覚しく進んでいる。健康改善への医療の役割が、必ずしも大きくなかったとしても、である。驚異的な、さまざまな医療の進歩の中で、はたしてどれが、健康改善に大きく貢献したのであろうか？前にも述べたように、その科学的な評価は難しい。そうした評価の参考として、医療の進歩に対して、医療関係者がどのようなイメージを持っているかを調べた報告がある。ここでは医学について、研究としての医学とともに、個別的な医療、集団としての医療をすべて含む広義のものである。

　世界的に著名な英国医学雑誌（BMJ）が、2007年1月、1840年以降の最も重要な医学（広義）の進歩について、ウェブサイトでの投票を行っ

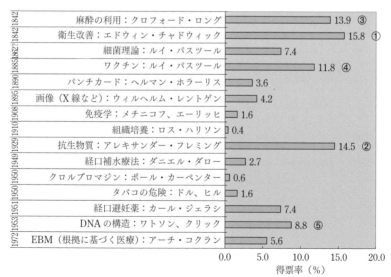

図1　最も重要な医学の進歩（年代別、1840年以降）（丸囲みは順位、上位5位まで）

た。投票のために、まず読者が示唆した、100 を越える医学のリストを作成し、専門家委員が上位 15 に絞り込んだ。これには、治療（抗生物質、向精神薬、麻酔など）から検査（画像診断）、公衆衛生（環境改善、喫煙、ワクチンなど）、基礎医学（遺伝学、細菌学など）まで、幅広い分野が含まれている。

投票者は、その 15 の中でどれが最も重要かを選んだ。投票者の内訳では、医師が 29%、学生 14%、一般会員 22%、研究者 10% であった。国別では、英国が 38% と最も多く、それに米国 20%、カナダ 5% がつづいていた。

年代別に見た重要な医学の得票率（順位、開発者）を図 1 に示した。大変興味深いのは、トップに上げられたのは、最先端の医学ではなく、公衆衛生であったことである。全投票数 11,341 の中で、最高の得票は、衛生改善（上下水道）の 1,795 票（15.8%）であり、それに抗生物質 14.5%、麻酔 13.9%、ワクチン 12%、DNA 構造 9% が続いている。これらの中から上位 3 つについて、その内容を見てみよう。

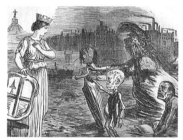

図 2a　ヴィクトリア女王時代の英国の環境についての風刺画（父テムズが、麗しのロンドン市に子供を紹介する）

●偉大な衛生改善

医学史では、19 世紀は、英国の衛生改善の偉大な時代と評価されている。当時英国は、ヴィクトリア女王の時代で、18 世紀に始まった産業革命が頂点に達し、人口は都市に集中していた。工場による環境汚染も激しく、労働者の生活条件や環境も劣悪であった（図 2a、2b）。そのため、チフス、コレラ、結核などの伝染病が流行していた。こうした

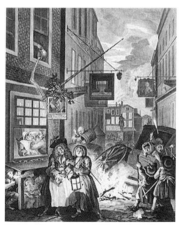

図 2b　酔っぱらいの頭上に屎尿が降るロンドンの夜（ホガース、1738）

状況に対応するため、労働条件を規制する工場法、貧困者を援助する救貧法などが施行されており、さらに衛生改善の活動が1820年代から広く進められた。これは、清掃、上下水道、住居改善を目的とした幅広い活動である。活動の中心となったのは、弁護士のエドウィン・チャドウィック（図3）らであった。彼らは、功利主義の提唱者であるジェレミー・ベンタムの共鳴者であり、啓蒙主義に基づき急進的な社会改革を進めた。チャドウィックは、衛生改善の政策を進める前に、全国の実態調査をおこない、『大英帝国における労働人口集団の衛生状態に関する報告』（1842）を刊行した。そこでは、

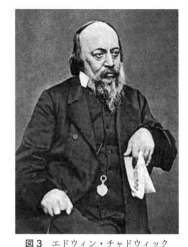

図3 エドウィン・チャドウィック
（1800-1890）
英国の社会改革者。新救貧法、衛生改善、公衆衛生など活動

実地調査による衛生状態の観察とともに、社会階層別の死亡率、衛生改善の費用と便益などが記載されている。例えば、平均死亡年齢が、紳士や専門職の階層では40〜50歳なのに比べて、労働者の階層では15歳〜34歳とほぼ2分の一であった。その後、1848年に公衆衛生法が制定され、中央保健局、地方保健局など保健システムが生まれた。ただ、こうした改善もさまざまな障害があり、必ずしも十分に行われたわけではない。

衛生改善の基本となる考えは、〈瘴気〉（ミアスマ）説であり、汚物の堆積物から発生する悪い空気により、流行病が発生するというものである。当時は、もう一つ、〈病原体〉（コンタギオン）説があり、外部の病原体と接触することにより病気が発生するというものであった。先の図からもわかるように、細菌学説が確立するのは、後の時代であり、例えば結核菌が発見されるのは、19世紀末である。瘴気説は、病因については誤っていたが、まだ病因の特定による効果的治療も利用できない中、伝染の経路を取り除く上で意味があったといえよう。

当時の伝染病の代表である結核の死亡率は19世紀前半から急激に低下した（図4）。その後、原因である結核菌が1882年に発見されるが、治療・予防法が発明されるのは、20世紀半ばであり、それまでに死亡率は

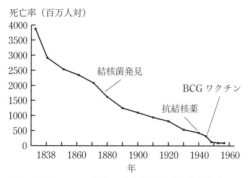

図4 英国における結核の死亡率低下（19世紀後半、マキューンによる）

死亡率の低下（100%）に寄与した影響要因の割合

生活水準(栄養) 50%	衛生改善 25%	病気の変化 25%

死亡率の低下（100%）に寄与した疾患の割合

結核 38%	コレラ・チフス 29%	12%	その他 29%

しょうこう熱

図5 英国19世紀後半の死亡率低下の要因
（マキューンによる分析）

90%近く下がっている。なお、腸チフス菌は1880年、コレラ菌は1884年に発見されている。こうした伝染病の死亡率の改善に何が貢献したのであろうか？第1章でも取り上げた、マキューンの分析によると（図5）、もちろん衛生改善は大きく寄与しており、25%近くに及んでいる。しかし、最も貢献したのは、生活水準（栄養）の50%であった。死亡率が低下した病気は、結核、チフス、猩紅熱が主なものである。なお、エンゲルスも、『イギリスにおける労働者階級の状態』（1845）で、チャドウィックと同じように悲惨な生活・環境を報告しているが、その40年後、アメリカ版後記で、こうした状態は過去のものであり、それが改善されたことを明記している。

●魔法の弾丸

20世紀医学の最も偉大な業績のひとつは、化学療法の開発である。従

来の症状を改善する対症療法ではなく、原因を取り除く治療を可能とした。そのため、「夢の薬」とか「魔法の弾丸」として大きな期待を集めた。1910 年に、ドイツのポール・エーリッヒと日本の秦佐八郎は梅毒治療薬であるサルヴァルサンを開発した。1935 年には、ゲルハルト・ドマークによりサルファ剤が開発され、肺炎や産褥熱に効果をもたらした。一方、1928 年、英国の細菌学者、アレキサンダー・フレミング（図 6a）が、細菌の生育を阻止する抗菌物質を偶然に発見し、アオカビの属名にちなんで、ペニシリンと名付け報告した。しかしながら、ペニシリンを精製することができなかった。その後、1940 年、ハワード・フローリー（図 6b）のチームがペニシリンを精製し、その有効性を評価し、効果的な製剤の開発に成功した。第二次世界大戦中に、ペニシリンは薬剤として大量生産され、広範囲に利用できるようになり、ペニシリンの真価が再認識されることになった。1944 年には、抗結核薬のストレプトマイシンが発見された。もちろん、19 世紀と同様に、栄養や環境の改善が、感染症の予防・治療に大きな役割を果たしたのは事実である。化学療法の導入以前に死亡率は半減しており、化学療法は、その後の低下を増強したの

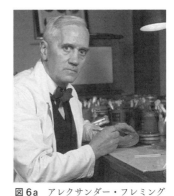

図 6a アレクサンダー・フレミング
（1881-1955）
英国の細菌学者。ペニシリンの発見

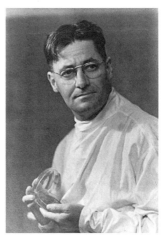

図 6b ハワード・フローリー
（1898-1968）
オーストラリアの薬学者。
ペニシリンの精製と効果評価

である（図 7）。第二次大戦後、抗生物質の開発が急速に進められたが、1960 年代の初め以降、根本的に新しい種類の抗生物質はほとんど導入されていない。また、抗生物質の有害事象だけでなく、細菌に抵抗性が急速に生じ、薬剤の乱用とともに、大きな国際的な問題を抱えている。

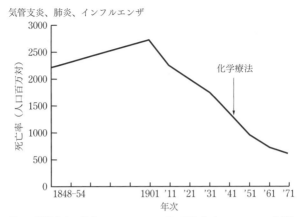

気管支炎、肺炎、インフルエンザ

図7 気管支炎、肺炎、インフルエンザの死亡率（マキューンの分析）

◉つねに苦痛を除け

　外科医療は、19世紀に大きな変化を遂げた。それは、全身麻酔と消毒法が導入されたことによる。したがって、麻酔が3位に挙げられたのは十分に納得できる。手術の侵襲にともなう痛みは耐え難いものがある（図8）。麻酔が開発されるまでは、モルヒネやアルコールが利用されていたが、術中の苦痛を取り除くことはできなかった。麻酔により医療の苦痛が

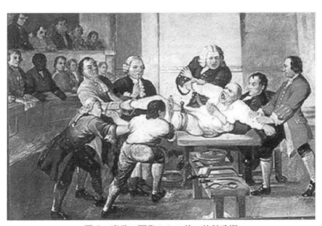

図8 麻酔が開発される前の外科手術

緩和されることは、人間的な医療に向けた大きな一歩といえよう。ヒポクラテスの格言ともいわれている、「ときに治し、しばしば治療し、つねに苦痛を除け」というのは、現在の緩和医療にも通じるものであろう。人々が、激しい痛みのまま過ごすならば、死んだほうがまし、と価値判断していることは、調査により明らかにされている。

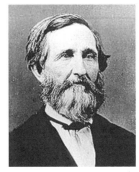

図9 クロフォード・ロング
（1815-1878）
米国の外科医、薬剤師。
エーテルによる麻酔

　何人かの先駆者が、エーテルや笑気ガスを用いた臨床実験を試みた。例えば、1842年、硫酸エーテルを用い、米国の外科医のクロフォード・ロング（図9）が最初に麻酔を手術で用いた。少年の首にある嚢胞をとる手術であった（図10）。しかしこの情報は遅れて、1849年に公開された。

　亜酸化窒素（笑気ガス）の麻酔作用は英国の化学者ハンフリー・デービーにより証明されていたが、臨床的には、1945年、米国の歯科医、ホーリス・ウェルズが抜歯に用いたのが最初である。症例では成功したものの、公開実験では成功したとはいえなかった。笑気ガスは高濃度でも麻酔作用は強いものではないため、単独で麻酔に用いられることは少ないが、鎮痛効果が強いため、麻酔の補助薬と位置づけられている。

　ウェルズの弟子のウィリアム・モートンは、1846年にマサチューセッツ総合病院で、エーテル麻酔の公開手術を行った（図11）。首から腫瘍を切除する手術であった。この情報は英国をはじめとして、世界に広がり用

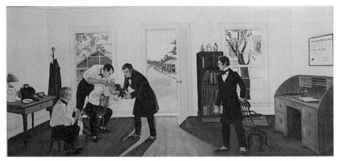

図10 ロングによるエーテル麻酔による外科手術（1842年）

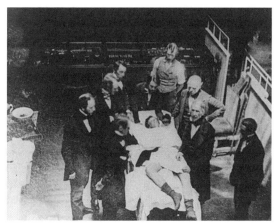

図11 モートンによるエーテル全身麻酔の公開実験（1846年）

いられた。その後、1847年には、クロロホルムの有効性が確認され、エーテルと並んで急速に普及した。1853年、英国の医師、ジョン・スノーが、ヴィクトリア女王の出産に用い、国王の認可を受けたことが有名である（スノーは、ロンドンのコレラの発生経路を追跡し特定したが、それが疫学の原点と賞賛されている）。

　なお、西欧の医学史ではほとんど触れられないが、日本において、江戸時代の外科医、華岡青洲が、曼陀羅華（チョウセンアサガオ）など6種類の薬草による全身麻酔薬の通仙散を開発し、1804年、それを用いた麻酔の下、乳癌摘出に成功している。

　以上、得票率の高い上位3つについて内容を紹介してきたが、こうした医学の進歩については、BMJの紹介でも指摘されているように、基礎から臨床にいたる、さまざまな知識と研究の長い積み重ねの上で、現れてきたものである。その意味では、突然の躍進（ブレイクスルー）ではなく、長い道標（マイルストーン）と考えることが妥当である。したがって、こうした歴史を振り返ってみて、医学の貢献と役割を考えてみることは、今後の医学のあり方を探る上で重要な意味を持つものといえよう。

📖 参考文献

・アッカークネヒト　EH：世界医療史　魔法医学から科学的医学へ，内田老鶴圃，
　1983

・エンゲルス　F：イギリスにおける労働階級の状態，1844，山形浩生訳，2015
・川喜田愛郎：近代医学の史的基盤，岩波書店，1977
・シンガー　C，アンダーウッド　EA：医学の歴史1　古代から産業革命まで，酒
　井シヅ・深瀬泰旦訳，朝倉書店，1885
・チャドウィック　E：大英帝国における労働人口集団の衛生状態に関する報告書，
　1842，橋本正己訳，日本公衆衛生協会，1990
・BMJ：Medical milestones, BMM, 334, 2007

第4章

現代医療の最も重要な発展は何か？
②臨床医による現代医療革新の評価

◉過去30年の医療の革新

前章では、英国の医学雑誌での、医療・医学の進歩についての評価を見た。それに引き続き、今回は、米国の医学雑誌での、医療の進歩についての評価を見てみよう（ここでの医療は、個別的で臨床的な医療に限定される）。国際的に著名な、医療経済学のフュックス教授（図1）と内科医のソックスが2001年に公表した論文である（Health Affairs, 20：30, 2001）。内容は、米国の一般医師225名を対象とした郵便調査で、1970年から2000年の30年間で、最も重要な医療上の革新（イノベーション）30について、投票を行っている。

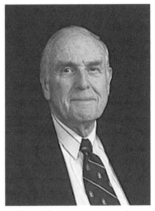

図1 ヴィクター・フュックス
（1924-現在）
米国の医療経済学者

英国の評価では基礎医学も含めた1世紀を越える歴史を概観しているのに比べて、米国では、日常の医療技術に限定しており、しかも最近の進歩に焦点を絞っている。医療技術には、薬剤、診断技術、外科手技が含まれている。したがって、記憶も新しく、さまざまな情報も利用できる。たとえば、医学や医療の評価は、第二次大戦後には急速に進められ、しかも制度として確立されてきている。医学については、その高度化に伴い、膨大な資金が必要となるため、その採択には多角的な第三者の評価が行われるようになった。一方、個別の医療技術については、利用をする前に、臨床試験により効果と有害性を評価することが、社会的な制度として求められるようになった。また、多くの新しい医療技術については、医療費の増加の大きな要因となっているため、経済的評価も行われている。こうしてみると、医療の進歩については、すでに重要性が評価されており、簡単に比較ができるのではないか、と考えられて

も不思議はない。

しかしながら、すべての医療技術を網羅して、一緒に統合して評価した例はない。実際、直接に医療技術を受けた患者は、自分が受けた医療技術について、生活の質も含め、評価できるが、他の医療技術については、経験も無く、評価は困難である。また、医療技術の専門家も、同様に、自分の専門とする技術以外は評価ができない。その意味では、日常の診療で、幅広い医療技術を利用している一般の臨床医が、これらを総合的に比較して評価する上では最善の位置にある、という想定の下で、フュックスらは調査を行った。もちろん、英国の場合と同様に、科学的に厳密な評価が行われているわけではないので、臨床医の知識と経験に基づく実感という側面が強い。

◉医療技術の順位

表1に30の医療技術の評価結果を示した。ここでは、それぞれの平均点数のみを示した（その医療技術が無かったと仮定した場合、最大の有害影響があるのが1点、最小の有害影響が0点として、評価している。ただし、それぞれ最小5つ、最大7つまで）。最高の得点を取り、重要な医療革新と評価されたのは、画像診断のMRI（核磁気共鳴画像）とCT（コンピュータ断層撮影）検査の0.878であった。一方、最も点数の低かったのは、白血病の治療に用いられる骨髄移植の0.182であった。これらの間には、4倍以上の開きがある。

医療技術の種類で比較すると、外科手技が0.582と高く、画像診断も含めた検査の0.570がそれに続き、医薬は0.473と低かった。疾患別では、循環器疾患が0.625と高く、悪性新生物の0.497、その他の疾患の0.490よりも高かった。生命の量（長生き）を主に改善する技術の点数は0.558であり、生命の質（生活の質）を主に改善する技術の0.483よりやや高かった。

こうした評価を見て、その結果は、はたしてどのような形で利用できるは、一線の臨床医が、自分の実際の診療に対する、参照基準として利用すること、もう一つは、医療の質の評価として、医療機関が診療パターンをチェックすること、最後に、医療政策での、研究と開発戦略などの意思決定に、参考情報として役立てることなどを例としてあげている。ただ、いずれにしても、この評価そのものは、あくまで出発点の情報として役立つ

表1 医師による医療の革新の評価（平均点数と順位）

医療の革新	平均点数
1　MRIとCT検査（画像診断）	**0.878**
2　ACE阻害剤（降圧薬）	0.767
3　バルーン血管形成術（心臓疾患）	0.758
4　スタチン（コレステロール降下薬）	0.736
5　**マンモグラフィー（乳癌画像診断）**	**0.733**
6　冠動脈バイパス術、CABG（心臓疾患）	0.693
7　プロトンポンプ阻害剤とH2受容体拮抗薬（消化性潰瘍）	0.687
8　SSRIと非SSRI抗うつ剤（うつ病）	0.678
9　白内障摘出と水晶体移植（白内障）	0.651
10　股関節・膝関節置換術（股・膝関節疾患）	0.649
11　超音波診断（画像診断）	0.647
12　消化器内視鏡（画像診断）	0.624
13　喘息ステロイド吸入（喘息）	0.591
14　腹腔鏡手術（消化器疾患）	0.558
15　非ステロイド系消炎鎮痛剤とCOX-2選択的阻害剤（消炎鎮痛）	0.531
16　心筋酵素（心疾患検査）	0.498
17　フルオロキノロン剤（感染症）	0.487
18　近年の血糖降下剤	0.478
19　エイズ検査と治療（エイズ）	0.444
20　タモキシフェン（乳癌）	0.440
21　PSA検査（前立腺癌）	0.438
22　長時間作用、経静脈オピオイド（がん疼痛）	0.376
23　ヘリコバクター・ピロリ検査と治療（消化性潰瘍）	0.351
24　骨密度測定（骨粗しょう症検査）	0.344
25　第三世代セファロスポリン（感染症）	0.329
26　カルシウム拮抗剤（降圧剤）	0.291
27　静脈内意識下鎮静法（鎮痛）	0.289
28　バイアグラ（勃起不全）	0.256
29　非鎮静型抗ヒスタミン剤（アレルギー性疾患）	0.231
30　骨髄移植（白血病）	0.182
全ての平均	0.520

医療技術が無かった場合、有害事象が、最大：1点、最小：0点。どちらでもない：0.5点。
太字は検査技術

のであり、そのままでは、こうした利用には困難であり、今後、きちんとした形で評価を進めて行くことが求められる。

◉批判的な評価

　医学や医療の評価は、上記のものも含め、かならずしも十分な科学的な基盤に根ざしたものではない。そのため、1990年代から、〈根拠に基づく医療〉（evidence-based medicine, EBM）や〈医療テクノロジー・アセスメント〉（health technology assessment, HTA）がさまざまな医療について実施されるようになった。これらは、いずれも科学的に、また総合的に医療を評価するものである。その程度に差はあるものの、欧米を中心として、医療政策の中心的な役割を果たすようになっている。ただ、残念ながら、日本では、まだまだ初期の導入段階にあると考えられる。こうした成果から、上の30の代表的な医療の革新のいくつかについて、簡単に問題点を見てみよう。

　まず、画像診断のMRIは1980年代、CTは1970年代の技術革新である。CTは、侵襲無しに身体の内部が多角的に分かる（図2）、という画期的な診断技術であり、急速に普及した。こうした高価で高度な診断技術であり、はじめに米国で普及し、その後、欧州に波及するのが一般的であったが、総合台数も人口一人当たり台数も、米国が突出している。不思議なことに、米国についで多いのは日本である。日本の医療の利用に特徴的なのは、侵襲的な治療技術の利用は少ないが、診断技術については極めて多い点である。医療人類学的には、きわめて興味深い調査課題といえよう。

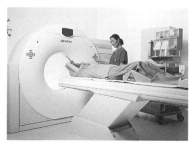

図2a　コンピュータ断層撮影（CT）の装置

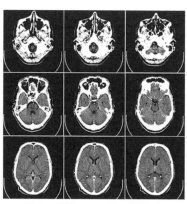

図2b　頭部のCT画像（横断面）

　こうした普及に際して問題となったのは、CTの価格が、一台、数千万円から数億円と、極めて高

価である点である。そのため、CT の有効性と経済性を明らかにすることが、大きな社会的な課題となった。実は、CT の評価こそが、欧米における初期の HTA の標的であったのである。HTA の評価結果により、CT が既存のエックス線診断技術などに比べて、優れているのはごく一部の疾患のみであり、広範囲に利用する必然性は無かったことが明らかとなった。つまり、必要な患者に適切に用いられていないのである。これは有害である可能性があり、しかも医療費の無駄遣いにつながる。

　MRI も CT と同様な画像診断検査であるが、CT と異なり、放射線の被曝がないことが大きな特徴である。すでに多数の CT が普及していたにも係わらず、MRI が導入され、しかも急速に普及した。しかしながら、EBM や HTA の評価により明らかになったことは、MRI が CT と比べて診断能力が優れているのは、ごく一部の疾患であったことである。ここでも同じように不適切な利用や過剰な利用が認められたのである。MRI は CT よりもさらに高価であるため、医療費の浪費につながる危険性がある。米国では、こうした評価が政策に生かされなかったが、カナダやヨーロッパでは、導入に際して事前の評価が行われている。

　実は、医療技術の普及と利用については、上に挙げた画像診断と同じような問題が、繰り返し認められている。驚くことに、今回あげられた30の医療技術も、多くはこうした事例に該当する。

　つぎに、循環器疾患の領域である、4 位に位置するスタチンを見てみよう。スタチンは、コレステロールを低下させることにより、心血管疾患を減らす薬剤である。コレステロールの摂取制限が、これまでさまざまなガイドラインで推奨されていたが、2000 年代に入り新しい知見も蓄積され、その後のガイドラインでは、制限が撤廃されている。その意味では、臨床医の評価は変更されるべきであろう。まず、心血管系の疾患や癌、さらに総死亡は、コレステロールの値が高い人では、低くなるという、逆の相関が認められている。つぎに、スタチン剤によるコレステロール低下により、心血管疾患の発生が減少することが、1990 年代は多数報告されていた。しかしながら、薬剤の有害事象の隠蔽により、評価の質の問題点が指摘され、2004 年、EU の規制改革が行われた。そのため、それ以降実施されたスタチン剤の多くの臨床試験では、ほとんど減少効果は認められなくなった。

　もう一つ、精神疾患の領域である、8 位のうつ病治療薬の SSRI（選択

的セロトニン再取り込み阻害剤）を取り上げてみよう。この薬剤は、うつ病の新しい世代の薬として注目され、幅広く利用されてきた。脳内の神経伝達物質であるセロトニンの濃度が低下するためにうつ病が起きるという仮説に基づき、セロトニンの濃度を増加させることで症状を改善するというものである。しかしながら、この仮説は証明されておらず、しかも、SSRIの効果は、古い世代の薬あるいは偽薬（プラセボ）と比べて、ほとんど差が無いことが、さまざまな試験により明らかにされた。

　このように、医療の評価が実施されている場合でも、それが正しいかどうかは、基礎となる臨床試験や疫学の内容や質に大きく依存している。多くの臨床試験は、限られた対象者について、理想的な環境下（大学病院など）で評価されることが多い。その意味では、かりに有効性が認められたとしても、「効く可能性がある」つまり〈効能〉（efficacy）が示されたと考えるべきである。さらに、日常診療の一般的な患者や、多様な診療機関で有効性が認められるという、〈効果〉（effectiveness）を確立することが必要である。そのためには、乗り越えるべきさまざまな障害があることに注意すべきであろう。

📖 参考文献

・ウィタカー　R：心の病「流行」と精神科治療薬の真実，福村出版，2012
・奥山治美：コレステロールは高いほうが心臓病，脳卒中，がんになりにくい，主婦の友社，2012
・ゴールドエイカー　B：悪の製薬，青土社，2015
　（海外では，根拠に基づく医療の考え方で，一般向けにまとめられた優れた本が出版されている．上記2冊の本も，その好例．文献を広範囲に科学的に調査し，評価を行っている）
・Feeny D, et al：Health care technology, effectiveness, efficiency and public policy, Institute for public policy, 1986
・Fuchs VR, Sox HCJ：Physicians' views of the relative importance of thirty medical innovations, Health Affairs, 20：30-42, 2001

第5章
現代医療の最も重要な発展は何か？
③アインシュタインよりも偉大な医学者

●忘恩の徒

　現在利用されている医療について、その恩恵を受けた人でも、その開発者である医学者の名前などなにも知らないであろうし、かれらに感謝することも無いであろう。それはそれで良いのだが、ダンテの『神聖喜劇』（神曲）では、地獄の最下層にうごめくのは、忘恩の徒とされており、心理学のピンカーが指摘するように、患者の多くはそれに該当するであろう。もちろん、患者だけでなく医療関係者でも、これらの医学者をほとんど知らない。

　米国の実業家、ウッドワードは、自身の病気の経験からそれに気づき、医学を始めとする科学者の成果（貢献）を発掘するプロジェクトを開始し、著書、『アインシュタインよりも偉大な科学者』をまとめた。それだけでなく、ウェブサイト（科学のヒーロー達）も立ち上げて、100名近くの科学者について、その情報を公開している（なお、医学以外では、フリッツ・ハーバーらの合成肥料やノーマン・ボーローグの緑の革命（小麦）がリストアップされている）。

　そこで、そのサイトの情報を基本的には利用し、その中から、さまざまな医学者たちの開発した医療について、救命した人の数を指標とし、上位20を取り上げてみた。こうした情報が利用可能になるのは主に1900年代以降であり、取り上げられている医学者の網羅性が不明な点や、救命数の算定法方法については、臨床研究、疫学情報などを適宜、組み合わせたものなので、必ずしも厳密で確実な値とはいえないなど、留保すべき点もあるが、おおよその値と考えてみてよいであろう。

　以前の2つの章「英国医学雑誌の投票」「臨床医による現代医療革新の評価」でも，医療の評価について見てきたが、これらの評価は、医療関係者による主観的な評価である。その意味では、健康結果を数量的に評価し（その意味では客観的に）、その順位を比較しているところは、なにより魅力的といえよう（ただし、どちらがより正確かどうかは、必ずしも明らか

ではない)。

● 5 億以上の命を救う

　ウッドワードによると、これまで彼らが評価した医学者により、救命された人の総数は 55 億と推定されている。かれらは、一人一人の医学者について評価を行っているが、一つの医療について、複数の医学者が寄与している場合もあるので、彼の意図に反するが、ここでは個々の医療ごとに検討を行い、その中で、貢献した医学者を取り扱うこととした。なお、彼の医学は、広い意味の医学であり、研究とその適用である医療を合わせて考えている。

　さて、さまざまな医療について、その救命人数（単位、百万人）の上位20 件を図 1 に示した。救命数が最も多いのは、驚くべきことに！（私もほとんど予想だにしなかったが）、血液型とそれに基づく輸血である。その救命数は、圧倒的に他を引き離して、10.9 億である（ちなみに、医療以外の合成肥料は、それを上回るトップに位置し 27.2 億、緑の革命は 2.6 億である）。

　血液型・輸血については、まず、1902 年、オーストリアの医学者、カール・ラントシュタイナーが血液型（A、B、O）を発見した（図 1）。現在、

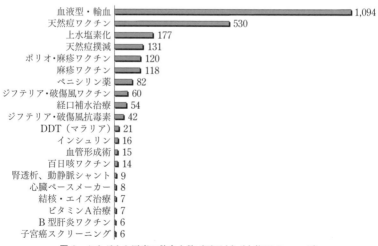

図 1　さまざまな医療の救命人数（百万人）（上位 20 について）

ほとんどの人は自分の血液型を知っているが、彼の名前は知らないであろう。この発見以前（つまり20C初めまで）、血液型の概念そのものがなかったのである。ラントシュタイナーは、他人同士の血液を混ぜると血球が寄り集まって塊になる〈凝集反応〉に注目し、血球が凝集を起こす組み合わせに応じて、血液をグループ分けした。それが、今日のＡＢＯ式となる血液型の発見である。それは、輸血の革命であった。以前の輸血は、血液型が合わずに死亡する人が多く、運任せともいえる危険な医療であったが、この発見により、血液型不適合による死亡事故が劇的に減少し、輸血の安全性が大きく向上した。

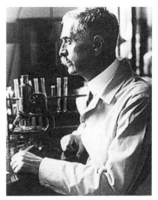

図1 カール・ラントシュタイナー
（1868〜1943）
オーストリアの医学者

また、当時の輸血は、血液の提供者と受給者の腕から腕へと輸血する方式だった。急いで輸血しても、血液は数分で固まり始めてしまい、そのため十分な輸血ができなかった。1913年、ドイツ系米国人の医学者、リチャード・ルーイソン（図2）らが、急速に輸血するのではなく、血液の凝固を抑制することに方針を転換し、血液検査で使う抗凝固剤「クエン酸ナトリウム」を利用して、血液を凝固させず、毒性も出ない抗凝固法を開発した。その結果、保存した血液を、必要なときに輸血できるようになった。

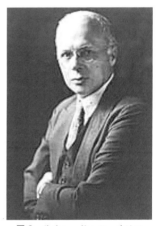

図2 リチャード・ルーイソン
（1875〜1961）
米国の医学者

救命数の第2位は、5.3億の天然痘のワクチンである。天然痘は紀元前より、伝染力が非常に強く死に至る疫病 として人々から恐れられていたが、現在では忘れられている。このワクチンの開発者は、イギリスの医学者、エドワード・ジェンナー（図3）である。ジェンナーは、イギリスの

医師であり、外科医、植物学者として有名なジョン・ハンターの弟子となった。ハンターは、「考えるのではなく実験することで。辛抱づよく、そして正確に」と助言した。開業医となったジェンナーは、当時、乳牛の乳搾りの人は牛痘（通常、良性の経過）にかかると、その後、ヒトの天然痘が流行しても無事にすむという伝承に着目し、1796年に乳搾りの女性の手にできた牛痘の膿疱を、使用人の子供、ジェームス・フィップスに接種し、その後ヒトの天然痘接種を試みたところ、少年には感染が起こらなかった。

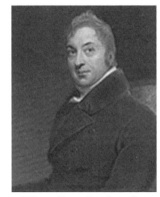

図3　エドワード・ジェンナー
（1749〜1823）
フランスの医学者

彼は更に研究を進め、1798年にその結果を発表した。天然痘接種は世界中で使用されるようになった。なお、ジェンナーは、種痘法の特許をとらなかった。この原理は、フランスのパストゥールによってワクチン療法として知られるようになり（ワクチンはラテン語で牛を意味する「vacca」に由来する）、その後、狂犬病など他の病気にも応用されるようになった。1980年、WHO（世界保健機関）は天然痘の世界絶滅宣言を行った。これは、現在（2020年）まで唯一であり、ポリオがそれに近づいている。

◉ 1億以上の命を救う

　救命数の第3位は、1.8億の飲料水の塩素化である。水道水に塩素が入っていることは、ほとんどの人は知っているであろう。そして、それが何のためか、おぼろげながら知っているであろう。

　塩素化の前に、水について考えてみよう。まず、人間が生きていく上で水は欠かせないが、1日にどれくらいの水を必要としているのであろうか？そのためには、失う量を知らなくてはならない。成人は、まず、尿として1日当たり1.2リットル、便として0.1リットル、呼吸で0.4リットル、さらに不感蒸発（皮膚から水分は蒸発）として0.6リットル。総計、おおよそ2.1リットル（体重1キロにつき約35 ml）の水を必要としている。飲む水としては、1.2リットルぐらいである。

　そうした飲み水を確保する上で、安全上の問題になるのが、病原微生物

による汚染である。水道が整備される以前は、腸チフス、細菌性赤痢、コレラなどに汚染され、感染症（水系感染症）の流行がたびたびひき起こされていた。それらの殺菌のために塩素を用いるのである。塩素を水に溶かすと、水と反応して次亜塩素酸（HOCl）となり、イオン化されて次亜塩素酸イオン（OCl⁻）が生成される。これらの物質は強い酸化作用を持っており、菌体膜を破壊、酵素を失活させることにより、殺菌作用を示す。もちろん、その濃度を適切に管理するなど、有害作用をひき起こさなくすることが求められる。

1919年に、米国の化学者、リン・エンスローとエイベル・ウォルマンは、ボルチモアの公衆衛生局で、水精製に塩素を使用する際の標準的な方法を開発した。当時、塩素化はすでに用いられていたが、彼らの方法により広範囲な利用が可能となった。これは、20世紀の公衆衛生の重要な進展であった。

ただ、ウッドワードのこの紹介は米国での話しであり、それ以前、世界的には、すでにロンドンで利用されているなど、偏りが入っていて、どこまでが世界的な寄与に関連しているか不明である。実際、他の国では、それぞれ別の科学者が、その任に当たっている。ちなみに、日本では1921年に東京と大阪で塩素化が実施されているが、その実施者は不明であり、広範囲に利用されるようになったのは、戦後のGHQの指導によると言われている。

救命数の第4位は、天然痘撲滅の1.3億である。WHOは、大規模な天然痘根絶計画を1963年から進め、1980年には世界的な天然痘の根絶が確認された。これは、前にも述べたように人類史上初めて、そして唯一根絶に成功した例である。この計画には、多数の国々、多数の研究者・関係者が国際的に協力を行ってきた。ウッドワードが挙げているのは3人のみであり、米国の疫学者、ウィリアム・フェージは、できるだけ対象を絞り、その上で地域での根絶を行う計画を実証した。これは、根絶計画の〈監視と封じ込め〉の基礎となった。英国のレスリー・コリアーは、冷蔵保存や冷蔵輸送を不要とする、耐熱性の乾燥天然痘ワクチンを開発し、それは根絶計画で広く用いられた。米国の民間企業の技術者、ベンジャミン・ルヴィンは、効率的に多数のワクチン接種ができるよう、接種のための二又針を開発した。さらに、米国国防省のアーロン・イスマックは、ジェット注入器を開発した。

しかしながら、WHO の根絶計画にとって、こうした個別の研究とともに、全体を統合・管理し、予算を獲得し、全世界で計画を実行に移すことが鍵であった。その対策本部長として任に当たったのは、初代、米国の疫学者、ドナルド・ヘンダーソン（1966-1977）、（図4）、二代、日本のウイルス学者、蟻田功であった（1977〜1985）（図5）。また、オーストラリアのウイルス学者、フランク・フェナーが、顧問として協力を行った。

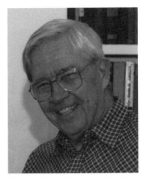

図4　ドナルド・ヘンダーソン
（1928〜2016）
米国の疫学者

第5位は、ポリオ・麻疹ワクチンの1.2億である。ポリオ（急性灰白髄炎）は非常に感染性の高い病気であり、とくに感染しやすいのは5歳未満の子どもで、麻痺の障害を残すため、一般に「小児まひ」と呼ばれている。WHO により根絶計画が実施されているが、あと一歩の段階である。また、麻疹は、〈はしか〉と呼ばれ、子供の疾患と考えられている。古代では死に至る重篤な疾患であったが、現在ではワクチンが開発され、ほとんど流行は見られない。

ポリオについては、1948年、米国のウイルス学者、ジョン・エンダース（図6）らは、人胎児細胞培養でポリオウイルスを増殖させることに成功し、大量のポリオウイルスを実

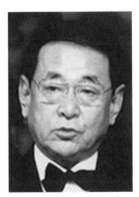

図5　蟻田　功（1926〜）
日本のウイルス学者

験室内で増やすことが可能となった。それまでのワクチンの失敗は神経組織を含むことが原因と考えられていたが、神経組織以外の細胞でウイルスを増殖できるようになった。さらにポリオウイルスの検出も容易になった。この方法は、現在多くのウイルスワクチン開発に貢献している。麻疹については、1953年にエンダースは、上記の方法を用いウイルスの分離に成功し、1963年にワクチンを開発した。

第6位は、麻疹ワクチンの1.2億である。米国の微生物学者、モーリス・ヒルマン（図7）は、現代ワクチンの父である。彼とそのチームは、

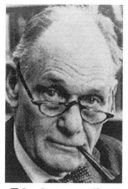

図6 ジョン・エンダース
（1897〜1985）
米国のウイルス学者

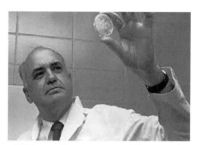

図7 モーリス・ヒルマン（1919〜2005）
米国の微生物学者

現在子どもへの接種が推奨されている 14 種のワクチンのうち、麻疹（はしか）、おたふくかぜ、A 型肝炎、B 型肝炎、水痘、髄膜炎、肺炎、そしてヘモフィルス・インフルエンザ B 型菌（Hib ワクチン）の 8 種を開発した。WHO の推定では、1968 年に彼の開発した、改良麻疹ワクチンだけでも、2000 年から 2015 年の間に世界で 2030 万人の命を救った。ヒルマンの成功は、50 年近く勤務した製薬会社メルクの潤沢な研究費も一つの要因となっている。そのため、必ずしも正当な評価を受けていない。

◉ 5 千万以上の命を救う

さて、第 7 位は、ペニシリン薬の 8 千 2 百万である。ペニシリンの開発については、すでに、「第 3 章：英国医学雑誌の投票」で要約し、紹介しているので、そちらを参照されたい。1928 年、フランスの医学者、フレミングが発見し、1940 年、オーストラリアの医学者、フローリーらが実用化した。ペニシリンは世界初の抗生物質であり、その後の感染症治療を変革し、大きな貢献をもたらした。その意味では、救命数がこのレベルに留まるのかどうか、吟味が必要かもしれない。

第 8 位は、ジフテリア・破傷風ワクチンの 6 千万である。ジフテリアは、ジフテリア菌により喉が主に侵される感染症である。重症な場合には、神経や心臓の筋肉が侵され、死に至る。また、破傷風は、破傷風菌が産生する神経毒素により強直性痙攣をひき起こす感染症である。治療用の

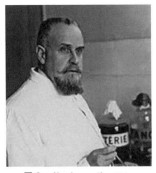

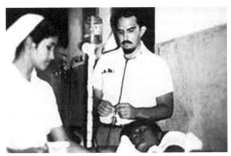

図8 ガストン・ラーモン
（1886〜1963）
フランスの獣医学者

図9 デイビッド・ナリン
（1941〜）
米国の医者

血清を製造する過程で、細菌の毒素液を用いるが、その腐敗防止のために、ホルマリンを混入する。フランスの獣医学者、ガストン・ラモン（図8）は、1926年、それにより毒素が不活化することを発見し、ワクチンの開発につなげた。なお、破傷風の予防注射に使うワクチンは現在までに開発されたすべてのワクチンの中で、最も優れたワクチンといわれている（トキソイドは、細菌の産生する毒素［トキシン］を取り出し、免疫を作る能力は持っているが毒性は無いようにしたものである。ジフテリア、破傷風のワクチンは、トキソイドである）。なお、クリスチャン・ツェラーも、破傷風ワクチンの開発に協力した。

　第9位は、経口給水治療の5千4百万である。補水（給水）療法は、コレラによる脱水症の治療法として、おもに静脈注射の形で利用されていた。一方、開発途上国では医療および衛生面の整備が遅れているために、そうした感染症だけでなく、単純な下痢や嘔吐による脱水症が多発している。ただ、従来は、注射による治療が行われており、途上国では実施困難であった。そこで、米国の医師・生理学者、デイビッド・ナリン（図9）らは、1968年、失われた水分と電解質を、容易で迅速に補給するために、経口で補水する治療を用いて成功し、多数の命を救った。これは、逆イノベーションの典型と言ってよく、20世紀の最も重要な医学の発展であると、賞賛されている。

◉ 1千万以上の命を救う

　ここからは簡略に事例を挙げておこう。第10位は、ジフテリア・破傷風抗毒素の4百2十万である。抗毒素とは、毒素を中和する能力を持つ抗体を指す。ドイツの細菌学者・生化学者、パウル・エーリッヒ、日本の細菌学者、北里柴三郎らは、1898年から1901年、これらの疾患の抗毒素を発見し、治療法を開発した。第11位は、DDTの2千百万であり、スイスの科学者、パウル・ミュラーが、1939年、殺虫剤として開発した。当初は、シラミやノミなどの害虫の駆除に使用され、マラリアやチフスの予防に成果を挙げた。その後、農薬としても使用されたが、環境中で非常に分解されにくく、また食物連鎖を通じて生物濃縮されることがわかり、先進国では使用が中止された。しかし、マラリアが猛威を振るう地域では、限定的に使用されている。

　第12位のインシュリンは、1千6百万である。インシュリンは、膵臓のランゲルハンス島から分泌されるホルモンの一種であり、主として血糖を抑制する作用を持っており、糖尿病の治療に重要な役割を果たしている。1922年、カナダの整形外科医、フレデリック・バンティングと医学生チャールズ・ベストがインシュリンの抽出に成功した。そして、ジェイムズ・コリップは、副作用を発生させること無く、糖尿病を管理することに成功した。ちなみに、ノーベル賞受賞をめぐり、論議が交わされている。

　第13位は、血管形成術の1千5百万である。血管形成術は、胸を開く大きな手術をせずに、血管内を通して、心臓の冠動脈の詰まり（心筋梗塞など）を治療する新しい方法である（PTCA、経皮的経管的冠動脈形成術と呼ばれている）。ドイツの循環器専門医、アンドレアス・グルンツィヒは、1977年、血管が狭くなった病変部へ、先端にゴムの風船をつけたカテーテル（細長い管）を血管から送り込み、風船を膨らませて押し広げ、血流を回復させた。

　第14位は、百日咳ワクチンの1千4百万である。百日咳は、痙攣するような咳が突然でる、急性の気道感染症である。母親からの免疫が十分でない場合、乳児期早期から罹患する可能性があり、死に至る危険性がある。1938年、米国の女性の細菌学者、パール・ケンドリック、グレース・エルダリングが、ワクチンを開発し、大規模な臨床試験でその効果を確認

した。

◉ 5 百万以上の命を救う

第15位は、腎透析と動静脈シャントの860万である。腎臓病の末期の腎不全の治療は、ほとんどなす術がなかった。1945年、オランダの内科医、ウィルヘルム・コルフは、人工腎臓により血液の老廃物を除去する技術を実用化した（なお、毎分100〜250 mLという大きな血流量）。しかし、1960年頃までは、急性の腎不全しか利用できなかった。慢性の腎不全の治療を続けるには、血管が破壊されたからである。それを克服したのが、米国の医学者、ベルディング・スクリブナーが1960年に開発した、世界初の埋め込み型外シャント（動脈と静脈とをつなぎ合わせる）である。

第16位は、心臓ペースメーカーの830万である。心臓ペースメーカーは、心臓の拍動が遅くなったり、一時的に止まったりしたときに、電気的に刺激を与えて治療する機器である。心臓ペースメーカーは、1930年代に初めて開発され、その後改良が重ねられたが、体外式であり、大きく、しかも不便で危険であった。米国の電子技術者、ウィルソン・グレートバッチは、1960年、電池式の埋め込み型（体内式）を開発し、実用化した。

第17位は、結核・エイズ治療の740万である。結核の治療は服薬期間が長く、なかなか成績が上がらなかった。そこで、短期化学療法が開発されたが、改善されなかった。チェコスロヴァキアの医師、カレル・スティブロは、1967年、発想を転換し、服薬を直接確認するシステムを導入した。治癒率は大幅に改善し、WHOで広く利用された。この方法は、DOTS（Direct Observed Treatment, Short course、直接監視下短期化学療法）と呼ばれ、その後、エイズ治療にも利用され、成果を挙げている。

第18位は、ビタミンA治療の710万である。ビタミンAが極度に不足すると、失明したり、さらに、免疫機能が低下し、はしかやマラリア、下痢などのごく普通の病気で死ぬ危険が高くなったりする。米国の医師、アルフレッド・ゾマーは、上記の事実を疫学で明らかにし、さらに、1982年、それを克服するために、効果的で経済的な治療法を開発した。当時、ビタミンAは注射によって投与されていたが、彼は、経口で子供が容易に飲める錠剤を開発したのである。

第19位は、B型肝炎ワクチンの630万である。B型肝炎は、肝硬変や

肝癌に進行する恐れがある、ウイルスによる病気である。米国の医者、遺伝子学者のバルック・ブルムバーグらは、1969年、B型肝炎ウイルスを発見し、さらに診断法とワクチンを開発した。1984年には、初期のワクチンの問題を解決するために、歴史上最初の遺伝子組み換えによりワクチンが開発され、広く利用することが可能となった。

　第20位は、子宮癌スクリーニングの630万である。1927年、ルーマニアの医師、アウレル・ベイブスは、子宮頸部から細胞を収集して、癌細胞を検査する（スクリーニング）方法を開発した。ところが、ルーマニアでフランス語の論文を出版したため、広く知られなかった。その翌年、1928年、ギリシャの産婦人科医、ジョージオス・パパニコロウらが、英語で同様の論文を発表し、〈パパニコロウ染色〉と呼ばれるようになり、現在も広く利用されている。

◉偉大な医学者達へ感謝をこめて

　これまで見てきたように、われわれが現在も恩恵を受けている、さまざまな医療が、多くの医学者によって開発されてきたことに、大きな驚きを覚える。しかも、ほとんど彼らの名前は記憶されていない。それは、忘恩の徒と呼ばれても仕方が無いかもしれない。ただ、われわれが恩恵を受けている、日常生活の品々（食糧をはじめとし）についても、同様である。その意味では、医療を開発した医学者も、多かれ少なかれ、べつに自分達の名前が憶えられることを期待も望みもしないであろう。その医療が、多くの人々の命を救い、生活の質を改善することが目的と思われる。

　救命数による医療のリスト上位20を、前述の医療関係者のリストと比較してみると、評価機関や時代を考慮するにしても、イギリスのBMJの評価とは（上位10位）、免疫学のエーリッヒ、抗生物質のフレミング、経口補水療法のダローの3つと一致、米国のHealth Affairsの評価とは（選択した30）、血管形成術の1つと一致するにとどまっている。先にも述べたように、救命数の数量的評価と、医療関係者の主観的評価のどちらが正確か、それを検討するのは、膨大な労力を必要とし、なかなか困難な作業である。しかも、これらの医療の有害事象については、時代とともに変化するため、十分に考慮されているとはいえない。

　その意味では、偉大な医学者達に感謝しながら、それぞれの医療について、現在直面する問題の中で、それらのリスクとベネフィット（利害得

失）を、根拠に基づいて総合的に評価することが課題であろう。

📖 参考文献

・アッカークネヒト　EH：世界医療史　魔法医学から科学的医学へ，井上清恒・田中満智子訳，内田老鶴圃，1983
・カートライト　FF：歴史を変えた病，倉俣トーマス旭・小林武夫訳，法政大学出版，1996
・川喜田愛郎：近代医学の史的基盤，上，岩波書店，1977
・シンガー　C，アンダーウッド　EA：医学の歴史1　古代から産業革命まで，酒井シヅ・深瀬泰旦訳，朝倉書店，1985
・チャロナー　J：人類の歴史を変えた発明1001，小巻靖子他訳，ゆまに書房，2011
・予防衛生協会：ワクチンによる感染症の根絶、
（https://www.primate.or.jp/serialization/28.　ワクチンによるウイルス感染症の根絶（1）:/）
・Science Heroes News：Who saved the most lives in history?!
（https://www.scienceheroes.com/）
・Woodward B：Scientists greater than Einstein, Quill Driver Books, 2009

第6章
先史時代（狩猟採集時代）
呪術的な医療の発生

◉遥かなる狩猟採集時代

　これから、人類の誕生から、健康と病気、その治療について概観してみたい。最初の時代は、先史時代となる。この時代は、字義の通り歴史の前であり、文字による記録が無い時代である。したがって、考古学や人類学、遺伝学などにより、実際に残されている物を調べることによって、その時代の環境や生活を推定することになる。

　人類は約700万年前にチンパンジーと分岐して誕生した。最大の特徴は直立の二足歩行である。また、犬歯の縮小も特徴として挙げられている。540万年前にはオーストラロピテクス（猿人）が現れ、二足歩行が常習化し食物が多様化した。そして人類のもう一つの特徴として挙げられる石器（道具）の使用が250万年前に始められ、脳の巨大化も進む。その時代にはヒト属に進化しホモ・ハビリス（器用なヒト）が現れる。食物の入手も、採集（植物）に狩猟（肉）が加わる。狩猟では、集団内での協力も行われる。180万年前にはホモ・エレクトス（直立するヒト、原人）が現れるが、その体型は、ほぼ現在と同じであり、生活も現在の狩猟採集民と似たものと考えられている。

　なお、人類はアフリカで発祥し、180万年前にアフリカを出て、ヨーロッパやアジア、アメリカに移住したと考えられている（図1）。25万年前にホモ・ネアンデルタレンシス（旧人）、現生の人類であるホモ・サピエンス（考えるヒト、新人）が現れて、現在に至っている（図1）。現生人類も、15万年にアフリカから中東に出たが広まらず、再度、5万年前にアフリカを出て急速に世界中に広がった（なお、この猿人、原人などの区分は、あくまで簡易的で便宜的なものである）。

　その間、主な文明的な発展としては、道具の石器の使用が250万年前、火の利用が100万年前、言語の使用が20万年前、農業が1万年前に開始されたといわれている。こうした生活の基礎としては、食物の生産が中心となるため、それに使う道具の発明と発達により時代が区分できる（図

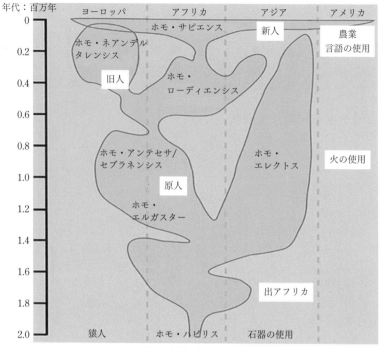

図1 人類の進化系統図

1）。その区分では、石器時代（旧石器時代、中石器時代、新石器時代）、青銅器時代、鉄器時代に分類されるが、先史時代は旧石器から中石器時代におおよそ該当する。また、生産道具ではなく、生産物に注目した時代区分では、人類学的に狩猟採集や農耕、工業などに分類される。狩猟採集は、野生の動植物の狩猟や採集を生活の基盤とする社会のことであり、道具との関連では石器時代が対応し、農耕が開始される新石器時代までにおよんでいる。

　このような人間の歴史を見ると、この先史時代あるいは狩猟採集時代がその95％以上を占めている。例えば、世界史の3区分（クリスチャン）では、狩猟採取時代が25万年前〜前8000年、農耕時代が前8000年〜1750年、現代が1750年以降となっている。その他の区分でもほぼ同様である。こうした背景を考えると、人間の健康の基礎は、この狩猟採集時代に形作られており、その中で人間の進化が行われている。その意味では、

66

現代の人間の健康を考える上で、きわめて重要な意味をもつものである。ただし、先史時代と名付けられているように、健康や病気、さらにはその治療についてはほとんど情報が限られている。

◉石器の進化

　道具の石器の進化は、おおまかには図2のようになる。石器時代の初期は旧石器時代と呼ばれており（約200万年前から10万年前）、礫（れき）石器という、自然石の一部をうち割って作った石器が用いられた。猿人か原人のホモ・ハビリスが作ったと考えられている。さらに、石の核（本体）を使うが、まわりを打ち掻いて、手で握ることの出来る形に整形した握斧が作られる。原人（ホモ・エレクトス）の時期に当たる。この時代では、狩猟採集社会で遊牧民的な生活を送っており、社会も非常に小規模であった。さらに、この時代は、氷期と間氷期が繰り返えされている。30万年前には、人類の人口が推計100万人に達している。

　さらに、10万から3.5万年前の期間には、石から剥がした石片を利用して剥片石器が作られ、より鋭利な石器が高度に発達した。また、骨角器なども併用され道具が豊富になった。ヨーロッパの剥片作成技術はルバロワ技法と呼ばれている。人類では旧人のネアンデルタール人の時期に当た

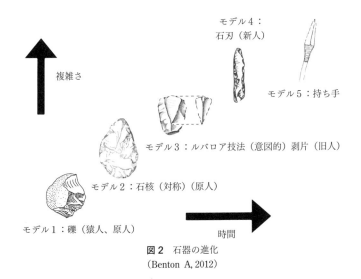

図2　石器の進化
（Benton A, 2012）

る。なお、7万年前から1万年前まで、最終氷期であった。旧石器時代の後期（3.5万から1.2万年前）には、石器が急速に高度化多様化し、新人のクロマニョン人は、石の面に連続して打撃を加える石刃技法を発明した。さらに、持ち手を付けた石器から、投槍、投石、弓、ブーメランなどへ、道具の技術は進歩した。後で述べるが、こうした進歩は、狩猟採集を改善しただけではなく、人間の集団間の戦いにも大きな影響をもたらした。

　1万年前から8000年前は、細石器の登場によって代表される中石器時代となった。この時期のもっとも重要な出来事は、農耕や家畜の飼育が始まり、定住化へと変わったことである。また、氷河が後退しはじめ気候が温暖になったため植物が繁茂し、動物が増えるなど、人間が採集狩猟で食物を得やすくなった。なお、その後、石器もさらに進歩し磨製石器となった。

◉狩猟採集時代の生活

　狩猟採集時代では、社会集団は平均20人から50人近くの血縁集団（バンド）と推定されており、地域をつねに遊動して生活していた（図3）。狩猟はおもに男、採集は女という分業が行われていた。狩猟採集に必要な一人当たりの面積は0.5〜2平方キロメートルと推定されている。労働時間を見ると、現代の狩猟採集民の調査からの推定から、生活に必要なものの採集に一日3〜4、数時間掛ける程度であり、農耕民や現代のサラリーマンよりもはるかに短い。狩猟採集は、その時々で必要な食物を取り、消費している。余剰な食物を狩猟採集することは可能であるものの、それらを採集し貯蔵することはしていない。

　人は雑食性を特徴としており、動植物を摂取し、適応力を増している。野生動物の狩猟は、タンパク質などの栄養素を凝縮した形で摂取できた。なお、動物だけでなく、人を食べることもあったと示されている。したがって、人が肉と脂肪、血液などの塊であったことは十分に理解していたと思われる。火を使用するようになり、加熱により動植物をより消化しやすく広い範囲で食べることができた。また、水にさらすことにより植物の毒抜きをしていたと考えられている。クラークによると、狩猟採集民の摂取カロリーは2,300キロカロリーであり、19世紀の英国の住民と変わらない。また、労働1時間当たりの算出カロリーは、狩猟採集民では6,000キロカロリーと、英国の2倍近くとなっている。

なお、狩猟採集時代の人全体の人口は3万年前で数十万、定住農耕に入った1万年前には600万まで増加したと推定されている。

◉狩猟採集時代の健康と病気

先史時代は、人類の歴史の中でも莫大な長さを誇っている。その当時の健康と病気、また医療はどのようなものだったのか？　考古学的な根拠（遺跡や骨、人工物、環境など）しか利用できないため、明確なことを述べるのは極めて難しい。人類学的な観点から、現代の狩猟採集民に関するさまざまな調査からの補強により推測される内容を要約してみよう。

先史時代の人も、現在のわれわれと同じような病気に苦しめられていた。ただ、環境と生活様式が異なり、医療も充実していなかったため、そうした病気の種類や頻度には大きな違いがあったであろう。しかしながら、多様な骨格や歯への影響を調べると、相対的に健康であることが認められている。背も高く、歯に対するストレスも低く、発達障害も少ない。多くの研究者が指摘しているように、狩猟採集時代に比べて、初期の農耕時代では貧血や感染症が多く、身長も低いなど問題が認められる。寿命は、おおよそ25年から40年と推定されている。氷河期が重なった時代は、食物などの減少も重なり生存が脅かされたであろう。

感染症による乳幼児死亡率が高かったと考えられる。当時は感染症の治療法や予防法も無く、もっとも主要な病気であった。そのため重症になりやすく、生命を脅かす危険性も高かった。ただ、小集団であり、常に移動するため、広範囲な伝染はなかったであろう。

一方、事故や暴力による若年の死亡率も高かったと考えられる。狩猟採集民などから、傷の縫合や骨折の修復が行われており、先史時代にもそうした技能が存在したと予想されるが、遺骨などから見る限り、骨折した骨が正しく整骨されておら

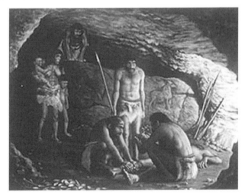

図3　先史時代の生活と手当ての想像図
（洞窟の入り口で生活）

ず、十分に確立したものでないと考えられる。骨関節炎や脊椎の微小骨折の所見が認められるが、それは大きく重い物をしばしば持ち上げたり運んだりしていたためと考えられる。また、クル病の所見も認められ、広く普及していた病気と考えられるが、ビタミンDの不足によるものと考えられている。

先史時代の人は、人類学のタイラーが指摘したように、霊魂が人も含め自然に宿るというアニミズムを持ち、自然や超自然の力を信じており、生命が霊とか魂といったものにより動かされていたと信じていたと考えられる。したがって、健康や病気といった概念は無く、病気の原因としては、霊魂が邪悪な霊魂により喪われたり傷つけられたりすることによるものと考えられていた。また、手当てや治療も、シャーマン（巫者）が祈祷師や呪術医という役割を担い、霊魂などの超自然的存在と直接接触し、魔術的な祈りや薬物治療や原始的な外科的手当ての儀礼を行っていたと想定されている。その意味では、古代から類推されるように、宗教と医療が併存しており、今日、全体的医療といわれているような内容も含まれている可能性が示唆されている。

具体的な治療法の内容としては、古代で認められるように、何らかの形で薬草などを用いていた可能性がある。たとえば、ヤローやマローブルー、ローズマリーなどが挙げられるが、ヤローは止血、抗ウイルス・抗炎症作用、マローブルーは粘液を多く含むハーブであり消化器系の炎症に用いられてきた。また、健康維持のために、粘土を食べていた可能性もある。これは、ミネラルや微量元素を含んでおり、胃腸を健康にする効果があると考えられている。

なお、公衆衛生といった考えは無い。というのも、集団で狩猟採集のために移動しており、どこかに定住することはないため、上下水道などを設置したり、ゴミを廃棄したりすることはとくに必要がなかったからである。したがって、公衆衛生的な対処を考える必要も無かったものと考えられる。

よく注目されるのは、頭蓋骨穿孔といって、丸い穴の開いた頭蓋骨が

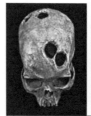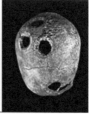

図4 先史時代の頭蓋骨穿孔
(Andrushko V and Verano J, 2008)

多数発見されている（図4）。明らかに人工的なものである。洞窟の絵などから、人類学者は、それは、病気や外傷を治したり、悪い霊を追い出したりするために行われたと考えている。切り取られた骨は、お守りとして保存されていたようである。近年の研究では、頭蓋骨穿孔が外傷の治療に用いられた可能性が確認され、それによる生存の延長効果が示唆されている。

◉戦争による死亡

　狩猟採集時代の健康を考える上で、戦争や暴力の要因を忘れてはならない。これまでは、狩猟採集民は争いを好まず平和であったと考えられていた。しかしながら、狩猟採集に移動するなかで、他の集団と狩猟の場を争う機会も多々あったと想定される。その戦いでの死亡や外傷の頻度はかなり高いものと予測される。また、先にも述べたが、石器そのものの進化とともに、投槍や投石などが加わり格段の技術進歩が認められている。

　考古学者のキーリーは、『文明前の戦争』（1997）で、石器時代にはしばしば戦争があり、近年より残虐で死亡率が高かったと指摘している。つまり、人類の歴史の95％以上を占める狩猟採集社会において、人々は戦争を繰り返し、殺し合いを続けてきたと考えられる。その当時が争いの無い平和な時代だったというのは神話であろう。米国の心理学者、ピンカーは（図5）、『暴力の人類史』（2011）で、さらに情報を広範囲に集めてそれを検証している。

　図6に、暴力による死亡が全死亡に占める割合を示した（Pinker, 2011）。最上段は先史時代であり、遺跡から発掘された骨を調査している。そこでは、戦争による死亡は最大60％に及び、平均15％である。つぎの段は、狩猟と採集で生活をしている、現代あるいは近年の8つの社会の調査結果である。死亡割合は、4％から30％にわたり、平均は14％である。3つ目の段は、狩猟採集と原始農耕を混合して行う社会の調査であり、最大は60％を超え、平均25％である。そして、最下段は国家が形作られた現代であり、古代メキシコ、17世紀宗教戦争、20世紀の2つの大戦を含む時期であり、それらを平均すると、戦争による死

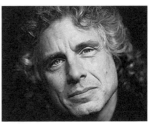

図5 スティーブン・ピンカー
（1954-現在）
カナダ生まれの著名な米国の認知科学者、心理学者（Guardian 2009）

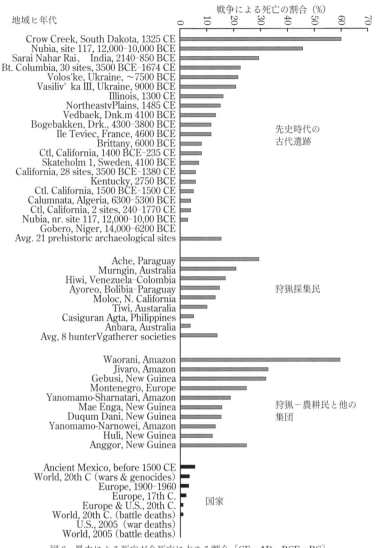

図6　暴力による死亡が全死亡に占める割合［CE＝AD，BCE＝BC］

（Steven Pinker：The better angels of our nature, 2011）

亡の割合は1%に満たない。全死亡に占める戦争の死亡だけではなく、さらに分析を進めた、人口当たりの戦争による年間死亡率を、非－国家社会（狩猟採集と狩猟－農耕）と国家社会とで比べでも、同じように、非－国家社会の戦争による死亡率は、圧倒的に高いことが認められている。

　ちなみに、日本の縄文時代の狩猟採取では、暴力による死亡割合は1.8%であり、世界の平均14%に比べて10分の1近くであり、戦争も少なく平和であったと推定されている（Nakaoら、2016）。

　このように時代や社会・文化によっても大きく違うが、先史時代あるいは狩猟採集を中心とする人類は平均して15〜25%ぐらいが戦争で殺されていたと推定される。つまり、人間の最大の死因は暴力や戦争による殺人であったが、その後、次第に減少し、われわれは人類史上もっとも平和な時代に暮らしていると指摘されている。常識的に、国家により戦争が生みだされたと思われているが、実際は、その逆であったのである。したがって、狩猟採集時代の健康への最大の寄与としては、狩猟採集時代から農耕時代への転換にともなう「国家の発明」が挙げられる、といっても良いであろう。

📖参考文献

・大塚柳太郎：ヒトはこうして増えてきた，新潮社，2015
・木下太志，浜野潔編著：人類史の中の人口と家族，晃洋書房，2003
・クラーク　G：10万年の世界経済史（A farewell to alms，施しよさらば），上・下，久保恵美子訳，日経BP社，2009（2007）
・クリスチャン　D：ビッグヒストリー入門（This fleeting world，このうたかたの世界），長沼毅監修，石井克也他訳，WAVE，2015（2007）
・ピンカー　S：暴力の人類史（The better angels of our nature，われらの性質の良き天使），幾島幸子・塩原通緒訳，青土社，2015（2011）
・レヴィ・ストロース　C：構造人類学，荒川幾男他訳，みすず書房，1972（1958）
・Andrushko VA, et al : Prehistoric Trepanation in the Cuzco Region of Peru, Am J Phys Anthropol, 137 : 4-13, 2008.
・Nakao H, et al : Violence in the prehistoric period of Japan : the spatio-temporal pattern of skeletal evidence for violence in the Jomon period, Biol. Lett, 12 : 2016
・Pietrusewsky M1 et al : An assessment of health and disease in the prehistoric inhabitants of the Mariana Islands, Am J Phys Anthropol, 104 : 315-42, 1997

第7章
人類の進化から病気を探る
進化医学の興隆

◉人はなぜ病気になるのか

　医療・医学の歴史を知る上で、これまで、ほとんど人類の進化とのつながりを考えることはなかった。しかしながら、病気の診断、治療、予防について、それぞれの時代ごとに検討しているだけでは、見失ってしまうことがある。というのも、人類が誕生して700万年が経過しており、こうした長い時間の視点を取ってみると、まず、対象となっている人間そのものが変化してきており、しかも人間を取り巻く、自然および社会の環境もそれ以上に大きく変化しているからである。その結果、現在では思いもよらぬ形で、病気が生じたり、変化したりしていることがある。

　そこで、健康への決定要因の一つ、生物学的要因（遺伝要因）を進化の観点から、その構造や機能を考えてみよう。もちろん、遺伝要因も、環境要因や生活様式の間の相互反応の中で変化するため、それらを総合的に検討することになる。

　1991年になり、健康と病気の問題について人間の進化の観点から検討を進めようと、米国の医師、ネシー（図1）らが呼びかけた。その際、この分野は、進化論を提唱したダーウィンの名をとって「ダーウィン医学」（Darwinian medicine）、あるいは一般的な名称として「進化医学」（evolutionary medicine）と命名され、大きな関心を呼んでいる。

　進化医学についての考えは長い歴史があり、たとえば1700年代、チャールズ・ダーウィンの祖父である医師のエラスムス・ダーウィン（図2）に遡ることができる。しかしながら、現在の進化医学は、現代の進化理論を系統的に、健康と病気に適用するものであ

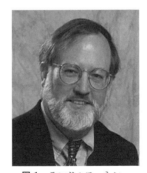

図1　ランドルフ・ネシー
（1948〜現在）
米国の医師、進化生物学者であり、進化医学のパイオニアとして著名（AZ Quotes）

り、まったく異なった内容を持っている。その要点は、より大きな、長い視点から「なぜ人は病気になるのか？」を理解することにある。その意味では、現在の医学が、比較的短期で、身近な要因に焦点を当て、「どのように病気になるのか？」と問いかけているのとは、大きく異なっている。

それでは、進化医学について実際にどのようなことが分ってきており、具体的に医療に役立つことがあるのかどうか、という点について、いくつか事例を見てみよう。そうすれば、進化医学の視点から、現在の健康問題に光を当ててみることができるであろう。

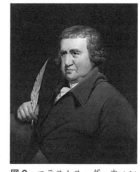

図2 エラスムス・ダーウィン
（1731 – 1802）
英国の医師で、チャールズ・ダーウィンの祖父。進化という概念を導入した

以前に述べたように、人類は約700万年前に、チンパンジーと分岐して誕生した。最大の特徴は、直立の二足歩行である。250万年前には道具の使用、100万年前には火の使用、20万年前に言語の使用が始まっている。そして、1万年前には定住農耕が開始される。こうした人類の長い進化の過程の中で、最も長い期間（99％近く）を占めるのは、狩猟採集時代あるいは石器時代である。そうすると、私たち人類は、この時代の状態に適応してきた期間が圧倒的に長いことが分る。狩猟採集の時代は1万年前に終わりを告げ、農耕牧畜に移るとともに都市化が進み、食生活や生活行動が激変した。そのため、狩猟採集時代に適応してきた心と身体が、このわずか1万年前から生じた状況の激変に追いつき、適応できずに障害をもたらすことになる。

◉進化のメリットとデメリット

人類の進化は、環境への適応によって行われてきた。適応は、個体の生存能力と繁殖力を高めるものであり、その意味では、直接、健康と関係するものではない。進化が健康を促進するとしても、それは繁殖に役立つ限りである。しかも、環境はつねに変化しているため、適応もさまざまに変わる。そのため、適応は多くの制約の中で行われ、一定の妥協や得－失がともなうものである。このように進化は、何百万年の間に生じた適応の寄せ集めであり、多くの身体機能が改善される一方で、身体の多くの側面

で、機能障害に陥りやすくなる可能性がある。

　進化医学から見た、病気の罹りやすさの原因を表1に示した。第一の不一致は、われわれの身体が、現在、生活している環境と遥かに異なった環境（狩猟採集時代）で形作られたことによる。その結果、多くの病気が生じている。例えば、定住農耕にともなう栄養過多による糖尿病や肥満の発生が挙げられる。この不一致が要因と推定される病気を表2に示した。あまりの範囲の広さに驚くであろう。第二の共進化は、病原体の世代交代は極めて短時間であり、人より早く進化する。そのため防御と反防御のバランスが崩れ、病原体の感染に対して完全な予防をもたらさない。例えば、抗生物質に対する耐性菌の出現などである。

　第三の制約とは、進化の過程に固有のもので、構造的、遺伝的な制限を指す（それには遺伝子浮動、突然変異、経路依存性、発達の不安定性が含まれる）。例えば、人では、網膜の表面上に血管や神経が走るため、それらを通す場所が盲点として存在する。爬虫類では網膜の背後に血管や神経が配置されているため、そうした問題は生じない。また、人では、肺の進化の過程で気道と食道が交差しており、誤嚥の原因となっている。なお、誤嚥による死亡は、米国では事故による死亡の4位を占めており、自動車事故の死亡の10分の一頻度である。これらは進化にともなう設計上の欠

表1　進化医学から見た病気に罹りやすい6つの要因

遅い自然選択
1.　不一致
2.　共進化
選択が形作るものの限界
3.　制約
4.　得－失
選択が形作るものを理解する上での一般的な困難
5.　健康を犠牲にした繁殖
6.　防御

（Nesse, 2007）

表2　仮説段階の不一致病（非感染症）

アルツハイマー病、不安障害、喘息、注意欠陥障害、虫歯、慢性疲労症候群、肝硬変、クローン病、2型糖尿病、冠動脈疾患、うつ病、摂食障害、子宮内膜症、通風、高血圧、不眠症、腰痛、メタボリックシンドローム、近視、骨粗鬆症、壊血病、胃潰瘍など

（Lieberman, 2015より要約）

陥である。

　第四の得−失は、進化により得たすべての特性は、その利点ばかりでなくなんらかの損失をともなうものであり、最適とはならないことである。例えば、直立歩行により、難産、腰痛、起立性低血圧などがひき起こされる。また、もし鷹のように鋭敏な視覚をもつと、色覚や視野の質は悪くなるであろう。

　第五の健康を犠牲にした繁殖は、理解が難しい内容である。自然選択は、前にも述べたように繁殖（遺伝子の頻度）を最大化することにあり、健康を改善するものではないことを指している。たとえば、データによると、先進社会では成熟した男性の死亡率が女性に比べて高くなることが示されている。その理由としては、繁殖の雌雄間の競争という点で考えると、女性よりも男性に繁殖の見返りが多い。そのため、男性は危険を受け入れるようになり、そのため身体の修復に対する考慮がより少なくなると指摘されている。

　第六の防御では、痛みや熱、嘔吐、疲労、不安などの反応が挙げられる。こうした防御は、しばしば病気のような問題と見なされがちである。しかしながら、これらは、自然選択を形作る有用な反応であり、それらを無視した場合、重症化する危険が高くなる。コレラの反応は、重症化に対する警告として役立つ。

　上に挙げたように、さまざまな進化的な要因が病気の罹りやすさに影響している。とくに注意しなくてはならないのは、ある病気に対する罹りやすさには、これら多くの要因が複数関与していることである。

◉進化にともなう病気

　700万年にわたる人類の歴史の中で、進化のそれぞれの段階での健康への影響について見てみよう。リーバーマンやNHKの特集番組を参考にして、表3にその要約を示した。ただ、本来からいうならば、生物の発生から、魚類、両生類、爬虫類、哺乳類、類人猿などこれまでの生物の進化の累積の下で考えることも必要である。さらに言えば、進化には、今まで述べてきたような生物学的進化だけでなく、文化的進化もある。後者は急激で大規模であり、とくに20万年前の現生人類の出現から著しい。そうした点も考慮しながら、進化と病気のつながりを、歴史的な流れの中で検討しよう。

表 3　人類の進化と病気

年代	出来事	要因	疾患
700 万年前	人類誕生	直立二足歩行	腰痛
250 万年前	石器使用	食生活変化	睡眠時無呼吸症候群
180 万年前	ホモ・エレクトス	脳の巨大化	脳卒中
5 万年前	出アフリカ	塩の利用	高血圧
1 万 3 千年前	農耕・牧畜	栄養の過多	糖尿病、肥満

Ⅰ. 宿命の病気、癌

　現在、多くの不安を抱える病気の代表は癌であろう。日本の死因の第一は癌であり、全死因の 30% 近くを占めている。癌は近年増加しているが、現代に特徴的なものではなく、大昔からある病気である。また人間だけに特異的なものではなく、類人猿から犬も含めた哺乳類でも、頻度は低いものの見られる。癌をはじめに命名したといわれているのは、紀元前 4 世紀、医学の父と呼ばれるヒポクラテスであり、乳癌が蟹の脚のような広がりを見せたところから、蟹の意味として名付けたものである。

　すべての癌の発端は、細胞に突然変異が起きることにある。癌細胞という利己的な細胞が、突然変異により生じ、他の正常な細胞より増殖に有利になり、際限なく暴走する。最終的には、宿主である人を死なせてしまうため、実際には、次の世代にわたり繁殖することはできない。癌は単細胞生物から多細胞生物への進化による、宿命の病気といわれている。多細胞では、単一の細胞である胚から複雑に分化して多様な細胞から構成されるからである。そうした進化の頂点に立つ人では、多様な細胞の組織化により、環境への適応を増してきた。一方で、細胞の死亡と再生を繰り返すことにより（人では、60 兆の細胞に対して、毎日 3 千億の細胞が入れ替わる）、突然変異が蓄積される可能性が高くなる。また、その間に、さまざまな要因にさらされることにより突然変異が生じる危険性がある。さらに、細胞の再生や修復を制御する遺伝子（例、P53）にも異常が生じる可能性がある。

　癌が年齢とともに増加することはよく知られているが、上記のメカニズムからも納得できる。また、癌の多くは多因子性疾患であり、遺伝的要因と環境要因が組み合わさって生じる。ある種の癌のかかり易さについては、遺伝性はかなり強い。なお、癌の主な要因に関しては、疫学者のヒルとピートの推定により、1981 年に初めて推定されたが（図 3）、食事が

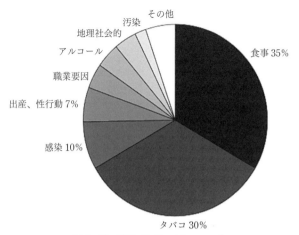

図3　癌の原因（Doll and Peto, 1981）

35％、たばこ 30％、感染 10％、出産・性行動 7％、一部にウイルスなど、多様な要因が挙げられる。ただし、大きく分けると環境の要因が 80％ 以上を占める。その意味では、こうした環境の変化は産業革命以降に生じたものが多く、環境との不一致により癌は発生しているといえよう。

　進化と結びつきの強い癌としては、乳癌、子宮癌、卵巣癌が挙げられる。これら女性生殖器癌になる確率は、経験した月経周期の数とともに増加する。月経周期にともなうホルモン濃度の大幅な変動により、これらの組織の細胞に反応をひき起こす。石器時代に比べて、現代の女性は、成熟（初潮）が早く、閉経が遅い。また、出産の数も少ないため、妊娠・授乳による周期の中断も限られる。そのため月経周期の数が 3 倍以上多くなり、突然変異が蓄積し、発癌することになる。

2. 感染症との限りなき闘い

　感染症は、宿主に寄生体（細菌、ウイルスなど）が定着し、病的な状態が起こることをいう。これは生物の世界では、どこでも見られる現象であり、ウイルスでさえ感染される。そのため、長い進化の過程で、宿主は、寄生体を排除するためのさまざまな防御機構を発達させ、一方で、寄生体はそれを逃れて生き残る機構を生み出してきた。人の場合も、感染症との闘いは長い歴史があり、とくに定住農耕に入ってから大きな問題となった。なお、人体に常在する細菌は数多く、通常はとくに問題も起こさず共

生しているが、それらの細胞数は 500 兆に達し、人体の細胞数の 60 兆の 9 倍近くに及ぶ。

　生物は、防御機構として、寄生体を認識しそれを排除する、自然免疫を発達させてきた。これにより、多くの感染症を防ぐことが可能となった。さらに、脊椎動物では、獲得免疫を発達させ、病原体の一部（抗原）を認識し、それに対する細胞（リンパ球など）や体液（抗体など）をつくりだし、病原体を排除するようになった。ただ、こうした進化も得−失があり、例えば、人では、過剰に反応すると、自分の体を異物として攻撃する自己免疫疾患（SLE、慢性関節リウマチなど）が起きたりする。

　一方、宿主の感染防御の進化に対して、寄生体も、それを回避する手段を進化させてきた。前にも述べたが、こうした進化を共進化と呼んでいる。異物としての認識を免れるために抗原性を変化させたり、排除を防ぐために免疫機能を低下させたりする。生命の進化から見ると、人の世代交代は 20〜30 年と、遺伝子の変化に長い時間が必要となるのに対して、寄生体である細菌では短時間に繁殖するため、人は圧倒的に不利な立場に立っている。

　こうした代表的な例は、抗生物質の耐性菌の問題である。医者のほとんどは、また患者の多くも、抗生物質への耐性が急速な進化の例であることは認識している。抗生物質が進化すると、その耐性は、われわれの防御能力を遥かに超えてしまう。ペニシリンの発見者、フレミングは、ノーベル賞受賞講演で、すでに耐性の危険性を指摘している。

　なぜ、抗生物質は、ある種の細菌は効果が持続するのに（例えば、ペニシリンに対するストレプトコッカス）、他の細菌は数年の内に新しい抗生物質から逃れることができるのであろうか。この答えの一つは、細菌やウイルスは、突然変異をかならずしも待つ必要は無いからである。それらの多くは、他の病原体から耐性の遺伝子を受け取ることができる。また、別の答えは、ほとんどの抗生物質は、細菌の間の何百万年の競争の間の選択により作り出された武器である。ところが、細菌によっては、すでにそれに対する効果的な反応を進化させているからである。

　その意味では、われわれは、果てしない軍拡競争との戦いの中に置かれていると言えよう。1960 年代には感染症の終焉が叫ばれたが、その後、耐性菌だけではなく、新興（エイズ、エボラ熱、O157 など）、再興（結核、狂犬病、テング熱など）の感染症が、国際的に発生しており、根本的

な感染症対策の転換を迫られている。例えば、抗生物質などの乱用は、細菌の防御を進化させるため、適切な利用を行うことが必要となる。院内感染症（病院で患者が新たに感染症に掛かる）では、最も効果的な対策は、やはり医療提供者の手洗いの励行など基本的なものであり、それにより耐性菌の発生を未然に防ぎ悪循環を断ち切ることができる。さらに深刻なのは、抗生物質の利用は、人だけではなく、農業や牧畜（そして漁業）でも広がっており、その適正化が不可欠である。じつに、全抗生物質使用の半分は、この分野が占めているのである。

3. 人類誕生と腰痛

　これまでは多細胞生物から人類まで共通する問題をいくつか取り上げてきたが、ここからは、人類誕生の700万年前から、人類に特徴的な進化と病気の問題を取り上げたい。人類の最大の特徴は直立二足歩行である（表3）。これは、数百万年のあいだの身体の進化のなかでも最大の変化であろう。二足歩行は、遅く、ぎこちなく、明らかに他の動物に対して不利である。しかしながら、その欠点をはるかに上回る利点が、両手の利用可能性であり、寒冷化の環境下で食物採集に有利となった。その後、道具を用いた狩猟採集や闘争能力の増大につながった。

　直立歩行による大きな問題は腰痛である。これは、進化の得－失に該当する。直立により上体の重みが垂直に腰に掛かるため、腰への負担が大きくなる。腰の構造を見ると（図4）、中心に脊髄が収まっており、それから枝分かれした神経が出ている。脊髄を支えるのに、脊椎という骨が円盤状に重なっており、脊椎と脊椎の間には、椎間板という座布団のようなクッションが挟まれている。この中にあるゼリー状のものが（髄核）がはみ出して神経を刺激すると、椎間板ヘルニアとなる。

　直立による腰への負担を測定する場合、上記の椎間板への圧力を指標としている（図5）。例えば、仰向けに寝ている場合、直立している場合に比べて、圧力は4分の一である（ただし、四つんばいの場合は、さすがに測定されていないが、同じようなものである）。立っているだけでなく、中腰になると圧力は1.5倍、中腰で重いものを持つと2倍である。椅子に座っている場合でも1.4倍であり、事務作業はけっこう負担が大きい。

　こうした中腰の姿勢の変化は、農業革命によりさまざま作業姿勢をとることによりもたらされた。また、産業革命による工業においても同じような不自然な作業を持続することが数多い。さらに、脱工業では事務作業や

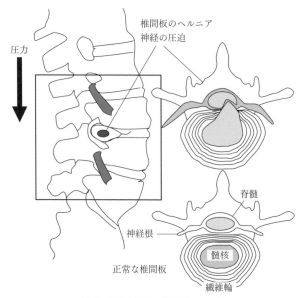

圧力

椎間板のヘルニア
神経の圧迫

脊髄

神経根

髄核

正常な椎間板

繊維輪

図 4　腰椎の構造と椎間板ヘルニア

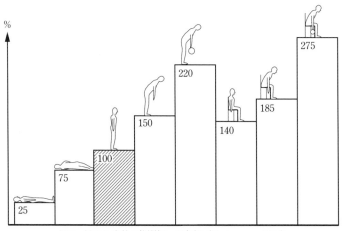

%

25

75

100

150

220

140

185

275

図 5　異なる姿勢の椎間板への負担（Nackemson, 1976）

コンピュータ作業に転換し、椅子に座った負担の多い作業となる。ちなみに、生涯の中で腰痛を経験する人は70%を越えるといわれているが、その中でも、もっとも多い急性腰痛（ぎっくり腰と呼ばれる）であろう。

表4 急性・亜急性腰痛の治療勧告

患者を安心させる（予後は良い）
活動を維持するよう勧める
必要な時は投薬（第一選択は消炎鎮痛剤）
ベッド安静は避ける
運動プログラムは勧めない

（Koes BW, et al, 2010）

これは、慢性的な不自然な姿勢（中腰、ひねりなど）による慢性的な疲労の蓄積が原因である。なお、椎間板ヘルニアはそれに比べて少ない。

急性腰痛については、何十種類の治療法がこれまで利用されてきた。ところが、科学的な根拠にもとづく国際的な診療ガイドラインでは（表4）、とくべつな病気の可能性が無い限り、診断にはレントゲンやCT検査、血液検査は不要であり、最善の治療法は、できるだけ日常の生活をつづける、あるいはそれに復帰するようにし、痛みの軽減に鎮痛剤、筋肉の緊張に緩和剤を用いる。しばらく前までは、鎮痛剤とともにベッドで安静を数日が提唱されていたが、それでは回復が遅くなるということで、ベッド安静はできるだけ避けることになった。こうした医療の根本としては、進化論的な観点から考え、腰痛の予防を積極的に進め、不自然な姿勢を避けることある（狩猟採取の作業のように）。それを実現するためには、作業や生活の人間工学的な見直しが必要であり、その補助として器具や家具が利用できる。なお、疲労の蓄積を避けるために、作業の途中に休憩や運動を適宜挿入することが大切である。

4. 言葉と睡眠時無呼吸症候群

私たちは酸素をとるために呼吸が欠かせない。人は、実に、一日に2万回以上の呼吸をしている。ところが、最近、呼吸について深刻な問題が生じている。それが、睡眠時無呼吸症候群であり、自動車事故や突然死として現われ、社会的に注目されている。これは、睡眠中に30回近く呼吸停止が起きる病気で、肥満の男子に多い。無呼吸により睡眠不足が生じ、日中に起きていても居眠りを起こす。そして、最終的には、心疾患や脳血管障害が起きやすくなる。睡眠時無呼吸症候群の種類は、気道が狭くなる閉塞型と、脳の中枢の障害による中枢型の2種類があるが、前者がほとんどである。その症状としては、いびきが挙げられる。いびきをかく中高年の男性は6割、2000万人近くにおよび、その内、500万人から1000万人が

無呼吸症候群ではないかと疑われている。

これは、人体の進化にともなう構造的な問題である。哺乳類では、肺の進化により、気道と食道が交差するようになる。そのため、食物と空気が誤って入らないように、喉頭蓋で分ける。ただし、人では、直立の姿勢をとるため喉頭の位置が下がり、その交差も同じように下がることになった（図6）。とくに、250万年前ごろのホモ・ハビリスからは、脳が大きくなり、チンパンジーや旧人に比べて、顎が小さく、出ていた口が引っ込んできて鼻面が突き出さなくなった（表3）。そして180万年前のホモ・エレクトスでは、現生人類とほとんど変わらない身体構造となった。これは石器の使用により、植物の加工や肉食もはじまったことによると考えられる。また、こうした気道の空間的な配置と丸まった舌により、声道として音が自由

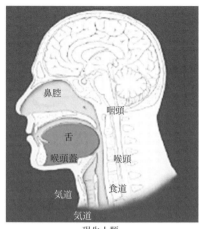

現生人類

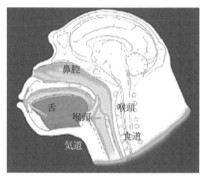

チンパンジー

図6 人とチンパンジーの気道と食道の構造
（Davidson, 2003）

に出せるようになり、言語が話せるように進化したと考えられている。それは、狩猟でのコミュニケーションを高めたと言えよう。

こうした進化により、図6からわかるように、咽頭から喉頭の部分では気道がかなり狭くなっている。また、その後の定住農耕と産業革命による生活様式の変化は、栄養過多にともなう脂肪の沈着によりさらに気道をせばめることになった。その結果、睡眠中、筋肉の緊張が緩むと、舌の部分が狭い気道の方に落ち込んでくると、無呼吸になってしまうのである。こ

うした無呼吸症候群以外にも、食べ物が誤って気道に入る誤嚥の危険性も高まることとなったが、こうした嚥下障害は高齢化とともに大きな問題となってきている。これらは、進化にともなう得－失に該当する。

4. 脳の巨大化と脳卒中

　脳卒中の発症は、世界で毎年 1500 万人、日本でも 2 分に一人の割合と言われており、死亡や後遺症などさまざまな負担をもたらす。脳卒中の原因を探ってゆくと、人類の脳の巨大化とつながっていることが分る。脳の巨大化という進化には、利点だけではなく得－失があり、それが脳卒中（脳出血や脳梗塞など）の増加をもたらしたのである。

　人類の脳は、石器を使用したホモ・ハビリス（器用なヒト）から、徐々に大きくなっていった（図 7）。そして、180 万年前のホモ・エレクトス（直立するヒト）の出現から急速に巨大化し（表 3）、100 万年前には約 2

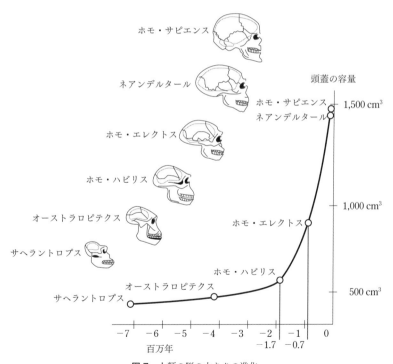

図7 人類の脳の大きさの進化

倍近くになった。現生人類では、脳の容積は 1,500cc であり、チンパンジーの 300 cc〜350 cc と比べて 3〜4 倍近くの大きさである。それと対応して、頭部の形も大きく変化した。顔は全体的に小さくなり、額は垂直に、眉弓は小さく、顔は短く引っ込み、頭蓋が球状に盛り上がった（図7）。脳には相当な費用が掛かる。つまり、脳の重さは体重の 2% 近くであるが、エネルギーは全体の 20% 近くを消費する。それに対応するように、全血液量の 15% 近くが流れている。また、消費エネルギーも大きくなる。チンパンジーの総消費エネルギーは一日、1,400 キロカロリーであるのに比べ、狩猟採集民では 2,000 から 3,000 キロカロリーである。

　脳の巨大化の特徴は、旧人類、現生人類ともに大脳の新皮質が広がっていることである。意識的な思考や計画立案、言語など、複雑な認知課題に対応している。また、現生人類では、旧人類に比べ側頭葉が大きくなっており、記憶の利用や調整の機能に対応している。こうした脳の進化により、人類は、石器や火の使用に加えて、言葉によるコミュニケーションや協同作業を進め、それにより食物の獲得と質の改善、消化などの利便性が格段に改善されたと考えられる。

　ところが、こうした脳の急激な巨大化により、脳卒中の危険が増加することになる。というのも、脳の血管は、体の他の部位に比べて薄く・弱い構造となっているため、血管壁がダメージを受け動脈瘤ができ、それが破裂するからである（NHK『病の起源』）。上に述べたように脳血管には多量の血液が流れている。それにも拘らず、その量に比例して血管壁が厚く・強くなっていないのは、脳への血液量をたとえ睡眠中でも一定に保つ必要があるためである。一方、体の筋肉では、激しい運動時には通常の 8 倍近くの血液の供給が必要となるため、血管壁は厚くなっている。

　進化の過程を見ると、魚類や爬虫類では、脳と体のどちらの血管も薄いが、哺乳類では、脳は薄く体は厚い。これは、哺乳類は体温を一定に保ち、一日中、長時間、活発に運動できることが生存の道であったことが理由と考えられる。ただ、人類は脳の巨大化にともない、それを養う血管が隅々まで張り巡らされ、とくに運動神経の領域は細胞も多く血管の負担も大きいため障害が起こりやすくなる。なお、チンパンジーはヒトに似ているものの、脳の容量は小さく、脳卒中はほとんど見られない。

　ただ、現代の狩猟採集民でも脳卒中はほとんど見られない。また血圧も低い状態にある。その理由としては、こうした脳血管の構造的問題が存在

するものの、それだけでは脳卒中に至るものではなく、そうした背景とともに、後で述べる出アフリカ後の塩分摂取による高血圧、定住農耕化による肥満や動脈硬化、さらに産業革命以降の喫煙、ストレスなどが加わり、環境との不一致により問題が顕在化し、脳卒中が急増してきたものと考えられる。

6. 出アフリカと高血圧

　現在、世界的に見ると、成人の30% 近くが高血圧に該当しており、脳血管障害や心疾患の危険因子となっている。従来、高血圧の原因は、塩分の過量摂取によると指摘されてきた。そのため、現在まで、各国の健康政策に関連する機関や学会を初めとして、高血圧と関連する病気を予防するために、塩分摂取の低下に関するガイドラインや教育プログラムが数多く進められてきた。

　人類が塩と出会ったのは、ある出来事によってである。現生人類は、5万年前、2度目にアフリカから中東に出て、それからはじめて全世界に広がっていった。中東やヨーロッパに移住した人類の一部は、そこで岩塩から塩分を摂取するようになったと考えられている（表3）。例えば、中東には死海という塩湖があり、簡単に塩が利用できた。塩は体液の保持や神経細胞の伝達など、生存に重要な物質なので、それを摂取するために、おいしいと感じる味覚が発達している。そのため、塩は食べ物の味付けに利用された。また、その他にも食物保存にも役立つため、食生活に大きな革新をもたらした。

　人類が、何百万年にわたって過ごしてきたアフリカは熱帯であり、人類は、皮膚から発汗により体温調節ができるように進化した。他の動物はこうした機能を持っていない。 しかし、発汗によって体液が失われるので、それを補う必要がある。そのため、腎臓でナトリウムの再吸収を高めている。というのも、体液を保つ上で、塩（とりわけナトリウム）が大きな役割を果たしている。これは、生命が海で誕生したことに起源があり、その後、地上で生活するようになったが、そうした細胞の構造と機能が保たれている。

　アフリカでは、多くの人類は動植物を食べることにより少量の塩分を取っており、とりたてて塩そのものを取ることはなかった。なお、動物にとっても塩は貴重なものであり、肉食動物は肉を食べる事で必要な塩分を取るが、草食動物はときどき塩を取りに、岩塩や塩湖のあるところに集ま

る。

　アフリカのような場所では、塩は限られているため、できるだけ排出を抑制するような遺伝子の進化が進んだと考えられている。こうした、食物が足りないときには、できるだけ少ない消費量で生き残れるような遺伝子が有利になる。これはニールにより倹約遺伝子と名付けられた。ところが、出アフリカ以降、簡単に塩を利用することができるようになると、塩分を保持する能力が、かえって不利に働き、塩分が過剰となり、体液の量が増え高血圧となる。これは遺伝子と環境との不一致に該当する。

　世界に拡散した現生人類の中で、寒冷地域に移住したものは、抹消血管が収縮するため血圧が高くなるが、さらに塩分摂取により高血圧を引き起こす要因となり、さまざまな健康障害を引き起こし、それが自然淘汰として働いた可能性がある（ただし、高血圧に影響するのは多要因であるため、必ずしも塩分だけではないことに注意が必要である）。その結果、高血圧になりにくい遺伝子を持つ人種が残ったと言えよう。一方、アフリカ人が奴隷として新大陸に輸出された時、船に押し込められて赤道直下を通り、発汗、下痢、脱水により途中で大勢が死んだ。そこで生き残ったのは、本来の倹約遺伝子に加えて、さらに塩分を溜める能力が高い人たちが選択された。こうした歴史的な経過により、塩分保持力の強さ（高血圧になりやすい）が人種間でばらつき、その強さは、アフリカ系米国人、アフリカ人、アジア人、ヨーロッパ人の順になったと考えられている。

　一つ注意すべきことがある。最近のフランスの成人9千人近くの追跡研究により、塩の摂取量と高血圧との間には、関係が認められないことが示された（Lelongら、2015）。高血圧にもっとも関連しているのは、BMIつまり肥満であった。一方、果物と野菜は血圧を下げることが認められた。さらに、コクラン協同（国際的な非営利団体で医療の評価を行っている）による系統的評価でも、食事中の減塩による心血管障害の減少を確認する十分な根拠は認められないことが明らかにされた（Adlerら、2014）。実は、塩分が高血圧をひき起こすかどうか、さらに減塩によって血圧を下げ、心血管障害を予防できるかどうか、については、これまで何十年にもわたり多くの論議があり、その因果関係は確立していないといって良い。その意味では、高血圧や心血管障害の予防については、塩分だけではなく、肥満なども含めた総合的な見直しが求められていると考えられる。それは、進化医学においても、高血圧の要因については、出アフリカだけで

なく定住農耕などによる、さまざまな遺伝・環境要因の検討が必要であることを示唆している。

7. 定住農耕と糖尿病、肥満

現在、生活習慣病や成人病、慢性疾患と呼ばれている疾患は、糖尿病や心臓病、肥満、脳卒中、高血圧などがそれに該当しており、死亡の原因、さらに治療の対象の最大の割合を占めている。また、病気にかかった後、何年、何十年の長期間にわたり治療や管理が必要とされ、しかも根本的に治すような治療法は確立していない。そのため、医療費や療養費も膨大な額に登っている。例えば、全世界の糖尿病の患者数は4億2千万人、糖尿病関連の医療費は81兆円に達している（2015年）。その意味で、生活習慣病は、いまや先進諸国の健康政策の最重要課題となっており、発展途上国でもこの問題は顕在化してきている。

こうした生活習慣病の起源は、一万年前に狩猟採集から定住農耕に移ったことにあると考えられている。さらに産業革命から現代に繋がる生活様式の変化が、生活習慣病の状態を悪化させている。

一万2千年前に氷河期が終わり、気候は温暖になり安定していった。その結果、狩猟採集民の人口も急速に増えていった。こうした要因により、人類の生活は、遊動しながらの狩猟採集から定住農耕に移っていった（表3）。これは、農業革命あるいは定住革命とよばれるような、大きな文化的転換であった。植物の栽培とともに、動物の家畜化を行い、大きな集落に住むようになった。こうした定住農耕は、東アジア、中部アメリカ、南アメリカ、アフリカで広まっていった。そして、数千年のうちに、狩猟採集民は、ごく一握りの集団としてしか残らなくなった。

定住農耕により、子育ての負担も減り急速に人口が増加した。当初の農耕は、狩猟採集に比べて労働時間やその強度は、それほど負担の大きいものではなかった。ところが、狩猟採集民の獲得する一日当たりの食料は（男性で）、約3,000から6,000キロカロリーであったが、定住農耕での一日当たりの食料は、12,000キロカロリーであり、家族の増加にも耐えられ、余剰の食料を保存することができた。こうした定住農耕により、食料は比較的安定して確保できるようになった。ただ、定住しているため、大規模な災害や戦争による影響は極めて大きかった。

定住農耕という文化的な進歩による健康への影響を見ると、これまでの狩猟採集時代に進化してきた身体とは、大きな不一致がもたらされた。定

住農耕の主食は限られた穀物や澱粉質の根茎などであり、狩猟採集と比べて栄養の多様性と質が損なわれた。例えば、糖分が多いものの、ビタミンやミネラル、食物繊維などは極めて限られた（なお、追加すると、食物の保存によるカビなどの汚染、人口の集中と都市化による環境悪化、牧畜により、伝染病が流行することになった）。その後の、産業革命以降は、それを増幅し、糖、脂肪、塩が多量に、また過剰に供給されていった。ちなみに、狩猟採集民とくらべ、現代のアメリカ人は、炭水化物（糖分）と飽和脂肪酸が多いが、たんぱく質は比較的少なく、繊維質は格段に少ない。また、塩分が多いが、ビタミンとミネラルが少ない（リーバーマン）。

　狩猟採集時代であれば、これらの食物は不足しがちであり、そのためこれらを高い効率で吸収し、貯蔵することができる、いわゆる倹約遺伝子を持った人が適応してきた。しかし、定住農耕と工業の社会では、それらの栄養が過多になり、蓄積してしまう。とくに工業社会では、仕事と生活で体を動かすことが少なくなり、消費エネルギーは極端に少なくなっている。そのため、例えば、血中の糖分が増えすぎて、インスリンによる調整ができなくなり、糖尿病になってしまう（糖尿病のほとんどは、こうした2型の糖尿病である）。その結果、血管が傷害され、足の動脈の閉塞、腎臓病、眼の網膜症、神経障害などさまざまな合併症が生じる。また、余分な血糖は脂肪に変換され、余分な脂肪とともに脂肪細胞に蓄積されるため、全身におよぶと肥満となり、心臓や脳など各部位では動脈硬化を起こし、心筋梗塞や脳卒中が発生する。これらの病態を統合したものが、最近、メタボリックシンドロームとして注目されている。

　こうした状態の改善は、なによりも食生活と運動こそが基本である。残念ながら、生活習慣病あるいは慢性疾患には特効薬が無いため、こうした生活改善による予防と早期の回復の決め手である。狩猟採集時代に戻ることは無いまでも、700万年の長い間適応してきた状態を十分に生かすことが求められる。

8. アラームとしてのうつ病

　1950年代から1960年代にかけて向精神薬が発明され（統合失調に対するクロルプロマジン、うつ病に対するイミプラミン）、精神障害に対する医療は大きな転換を迎えた。うつや不安などの症状は、脳の異常からくる生物学的な病気であり、薬剤で治療できるという、医学的モデルが注目されたのである。しかしながら、進化医学では、それがすべてではないと考

える。精神症状は、それ
自体は病気ではなく、発
熱や咳と似たような防御
である。例えば、痛み、
不安、悲しみなどは、い
ずれも将来における危険
や脅威、損失から身を守
るための能力として進化
してきたのである。その
意味では、どのように病
気になるかだけでなく、
なぜ病気になるのかを考

表5 高所得国の疾病負担（WHO, 2004）

疾患	DALY	割合（%） 百万年
単極性うつ障害	10.0	8.2
虚血性心疾患	7.7	6.3
脳血管疾患	4.8	3.9
アルツハイマー、他の痴呆	4.4	3.6
アルコール障害	4.2	3.4
聴力損失（成人発症）	4.2	3.4
慢性閉塞性肺疾患	3.7	3.0
糖尿病	3.6	3.0
気管支・肺癌	3.6	3.0
交通事故	3.1	2.6

DALY：障害調整生存年（健康生存年の損失）

えることは、治療と予防に意義があるであろう。

　こころがうつ状態になることは、誰しもがさまざまに経験するが、重症
な場合には臨床的なうつ状態、うつ病となる。生涯でみると3%〜17%の
人が病気となる。うつ病では治療が必要となるが、完全に治すことは難し
い。うつによる健康障害の負担について、「健康に生きる年数の損失」
（DALY、障害調整生存年）で見ると（表5）、先進諸国では、心疾患や脳
血管障害を押さえて、うつ病がトップとなっている。統合失調症（有病割
合1%程度）など、他の精神障害と比べても極めて頻度が高いのである。

　人間が進化してきたのならば、うつにならないように進化しても良いは
ずであろうが、これほどの多くのひとがうつ症状で悩まされているのはど
うしてであろうか？　いったい、うつ状態はどのような意味があるのだろ
うか？

　進化医学では、うつ状態は不利益ではなく、上でも述べたように、警戒
情報として重要な利益をもたらしている、という仮説を立てている（精神
的痛み仮説）。うつ状態や感情の低下、悲しみが生じると、精神を傷害す
る行為を止めて適応することになる。例えば、うつ状態になるのは、到達
できない目標を追跡することにより、資源やエネルギーを浪費することか
ら生じる。そうした状態になることにより、到達できない目標とそれへの
努力を諦め、回避することができる（行動停止モデル）。こうした仮説に
ついて、ウロシュらの実証的な研究が実施されている。97名の10代女子
学生を19ヶ月追跡し、軽度のうつ状態を経験した人は、到達不可能な目

標をより容易に放棄し、新しい目標に携わることができた。また、別の研究では、到達不可能な目標を放棄した女性は、長期的に見ると、重症のうつに煩わされることが少なかったことが報告されている。こうした状態は適応しているといえるが、それが上手く行かず重症化すると、機能障害を引き起こし適応できなくなる。

　日本も含め、うつ状態や症状が軽度の機能的な段階で、「うつは心の風邪です」といったテレビ・コマーシャルの宣伝が行われ、積極的な薬剤療法が行われた経緯がある。これは、進化医学からは、過剰な治療であり、正常な適応を阻害する危険性が高い。その意味では、うつ病の経過と症状を、環境要因のなかで十分に考えることが必要となる。

　なお、うつ病に対する進化医学による説明は、上に述べた以外にも、順位理論（社会的に優位に立とうとして失敗し、それを受け入れる）、それと類似の社会リスク仮説（集団内で社会的な認知を受けられない場合に、態度で示す）などがある。ただ、十分な検証とその適用範囲については、今後の課題となっている。

●進化医学の役立ち

　以上、なぜ病気にかかるのか、という進化医学の観点から、主な病気について検討してきた。感染症から慢性疾患まで、わたしたちが直面している健康問題は数多い。人間の身体の進化は現在も続いており、食べ物や細菌、環境の変化に適応してきた。しかしながら、この数百年、文化的な進化のスピードは急激であり、そのため環境との不一致は最も大きな課題となっている。病気の起源を考えることは、予防から治療まで、医療についておおきな洞察を与えてくれる。もちろん、上に挙げた病気を取り上げてみても、すぐに現在の問題の解決には繋がらないこともあるが、大きな道筋を与えてくれるであろ

表6　心筋梗塞に対する変更可能な要因のリスク

要因	人口寄与リスク
喫煙	35.7%
アポリポ蛋白 B/A1	49.2%
高血圧	17.9%
糖尿病	9.9%
腹部肥満	20.1%
心理社会的要因	32.5%
果物・野菜消費	13.7%
アルコール	6.7%
定常身体活動	12.2%

アポリポ蛋白 B/A1：コレステロールと動脈硬化に関連する指標
(Yusuf S, et al, 2004)

う。例えば、ユーサフらは、心筋梗塞に対する9つの危険要因（変更可能な要因）の寄与度を52カ国の患者を対象として、症例−対照研究で調べているが（表6）、その結果、これらの食事、運動、喫煙、アルコールなど9つの要因を併せると、心筋梗塞の90％（男性）、94％（女性）に寄与していることが分った。これらの要因の多くは、環境との不一致の原因である食生活と運動とに関連している。

　進化医学は、長い時間的な視野の下で、生物学的要因が、いかに健康の基盤となっているかを明らかにしている。それを十分に考慮して、保健医療のあり方を考え、その効果を評価することがいかに必要かを教えてくれる。進化医学者のスターンズは、進化医学の分野と医学の課題について、表7のようにまとめている。遺伝学から始まり、発達学、生理学、神経科学など、多様な領域の多様な疾患について、進化医学の結びつきがあり、研究の最前線のトピックスが紹介されている。進化医学はまだ初期の段階であり、医学教育などに取り入れられるなど、着実に進められているが、今後の成果により、現在の医療の大きな見直しに役立つものと考えられる。

表7　進化医学の分野と医学の課題

進化論の分野	医学の課題	疾患
遺伝学	疾患の遺伝的基礎	あらゆる遺伝的要因
	ゲノムの論議	成長障害、癌、精神疾患
発達学	胎児のプログラム	妊娠中の病気
生理学	ホルモン経由	産科領域の癌
	出産に影響する得失	易感染性
	年齢に影響する得失	変性疾患
神経科学	精神障害	精神適応の破壊としての精神障害
	中毒	薬物乱用
分子系統発生学	起源の理解	癌、新興疾患
	微生物群ゲノム	法医学
精神医学	精神疾患	うつ、不安
生態学	微生物群ゲノム	腸管内菌叢と疾患
	抗生物質耐性	感染疾患
	化学療法耐性	がん

（Stearns, 2012 より要約）

📖 参考文献

・井村裕夫：進化医学，羊土社，2013
・NHK 取材班：NHK スペシャル　病の起源　がんと脳卒中，宝島社，2013
・NHK 取材班：NHK スペシャル　病の起源　うつ病と心臓病，宝島社，2014
・ネシー R，ウイリアムズ G：病気はなぜ，あるのか　進化医学による新しい理解，新曜社，2001（Why we get sick，われわれはなぜ病気になるのか）（1994）
・リーバーマン RE：人体 600 万年史（The short history of human body），上・下，早川書房，2015
・Adler AD, et al：Reduced dietary salt for the prevention of cardiovascular disease, Cochrane Database of Systematic Reviews, 12, 2014
・Lelong H, et al：Relationship between nutrition and blood pressure：a cross-sectional analysis from the NutriNet-Santé Study, a French web-based cohort study, Am J Hypertens, 28：362–71, 2015
・Nesse RM：The importance of evolution for medicine, Evolutionary Medicine, Oxford University Press, 416–432, 2007
・Stearns SC：Evolutionary medicine：its scope, interest and potential, Proc R Soc B, 279：4305–4321, 2012
・Trinquart L, et al：Why do we think we know what we know? Int J Epidem, 1–10, 2016
・Young JH, et al：Differential susceptibility to hypertension is due to selection during the out-of-Africa expansion, PLoS Genet, 1：731–738, 2005
・Yusuf S, et al：Effect of potentially modifiable risk factors associated with myocardial infarction in 52 countries（the INTERHEART study）：case-control study, Lancet, 2004

第8章

文明の曙
多様な医療文化の展開

◉定住農耕という革命

　人類の社会に、さらに健康や医療にも、大きな転換をもたらしたのは定住農耕である。今から一万年前から定住農耕が始まった。定住農耕の開始により、何十万年にもわたり続いた狩猟採集の社会は急速に減少し、一部の地域に残るだけになった。人類学の西田らが主張するように、当初の定住化は、遊動の狩猟採集の中で、漁労の開発や食糧の貯蔵から始まり、それにともない植物の栽培や動物の牧畜が行われるようになったのであろう。その後、農耕を主体とする本格的な定住に移行したと考えられる。こうした背景として、当時は、最終氷河期も終わり、気候が温暖化し植物の栽培が可能となってきたことと、世界的な人類の大移動も最終段階を迎えており、ほとんどの地域に行きわたったことがある。

　定住農耕は、画期的なイノベーションであり、それまでの狩猟採集から、食糧生産を行う大きな転換である（表1、図1）。農耕をおもな生産技術とする時代は、おおよそ250年前に工業化の時代を迎えるまで、1万年

表1　定住農耕と狩猟採集の特徴

項目	定住農耕	狩猟採集
期間	一万年	数十万年
集団	大（部族・氏族）	小（家族群）
社会	階層	分業・協同
移動	定住	遊動
労働負担	大	小
食物種類	一定	多様
食物量	多	少
食物備蓄	あり	なし
牧畜	あり	なし
感染症	危険大	危険小
気候変動	影響大	影響小

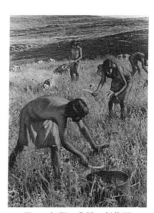

図1　初期の農耕の想像図

近く続くことになる。当初の定住農耕民の健康と栄養状態は、狩猟採集民よりも一時的に悪くなり、しかも、労働時間も長く負担も大きかったと推定されている。それなのに何故、定住農耕を選んだのか？　大きな疑問が生じる。それは、狩猟採集民が繁栄し世界中に移動・拡散したため、人が住んでいない地域はほとんどなくなり、過剰な人口を養うには、豊かな地域を選び生産性の高い定住農耕を行わざるを得なかったものと考えられている。農耕により食糧生産があがったが、それにより急速に人口が増加したため、栄養状態は一時悪化したのである。

　農耕や牧畜の技術革新により、新しい生活様式が生み出されたが、交通やコミュニケーションの限界もあり、一つの地域から他の地域に波及するのではなく、世界中のいくつかの地域で、独立して、また独自な形で現れ、発展していったと言われている。地域としては、メソポタミア、ナイル、中国、パプアニューギニア、中部アメリカなど多数存在している。中尾佐助によると、農耕で栽培された植物とその文化は大きく4つに分類される（図2）。歴史的な展開から見ると、農耕文化圏が登場する時代を順番に並べると、東南アジア発祥の「根菜農耕文化」（芋文化）では、サトウキビ、タロイモ、ヤムイモ、バナナ。アフリカ西岸発祥の「サバンナ農耕文化」（雑穀文化）では、ササゲ、シコクビエ、ヒョウタン、ゴマ、イネ。地中海東岸発祥の「地中海農耕文化」（麦文化）では、オオムギ、エンドウ、ビート、コムギ。中南米発祥の「新大陸農耕文化」（トウモロコシ文化）では、ジャガイモ、菜豆、カボチャ、トウモロコシが主な植物で

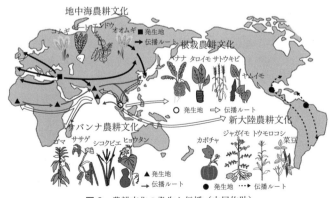

図2　農耕文化の発生と伝播（中尾佐助）

ある。新大陸農耕文化以外は、それぞれが時代的に影響を受けあっている。

　定住農耕により、地域の環境は人に適合するように変えられていった。たとえば、住居の周りの森を切り開いたり、土地を耕したりすることにより、植物の栽培化が進められた。そして、焼畑や灌漑などさまざまな農耕技術の開発により、食料の生産性も高まった。こうして余剰な食糧を貯蔵することも可能となった。一方、家畜化の初めは、オオカミから犬を生み出したことであり、それに続きヤギやイノシシなどの動物を人工的に養育する牧畜がはじまった。

　住居については、狩猟採集の旧石器時代では遊動しているので、簡易で直ぐに取り壊すようなテントや小屋のものと想像されるが、その痕跡を把握することはできない。その一部に、洞窟の入り口を利用したことから、そうした痕跡が推定されている。新石器時代では、定住により、住居の技術や知識が発展したものと考えられ、木や石、土、藁などを利用したより頑丈な小屋が作られたものと考えられる。また、衣服用の織物が前6500年ごろトルコで発見され、その後、エジプトでも見つかった。縦糸と横糸で織られた亜麻の布であったが、丈夫で通気性もあり衣服に用いられるようになった。

　定住農耕時代の道具では、石器は新石器時代になり、高度な磨製石器が作成されるようになり、石斧、環石などが農耕や木材加工に使われた。さらに、こうした石器を造る道具も開発されるようになった（表2）。また、弓矢も開発され、狩猟や戦闘に大きな変化をもたらした。なお、定住化にともない食物の保存や調理に土器が普及した。

　定住農耕により、安定した食糧が得られ、生産性も増加した結果、食糧の生産に従事する人の2倍近くの人口を養えるようになった。そのため、人口が増加するとともに、社会の階層化・分化が生じ、農民の他に、王族や祭司、職人、商人、軍人が生ま

表2　定住農耕から文明の発生までの主な出来事

前10000	定住農耕
前8000	新石器（磨製石器）
	牧畜、穀物の栽培
前6500	織物の発明
前6000	灌漑農業
	土器の普及
前4000	都市の発展
前3500	文字の発明
	青銅器の発明（武器、祭儀）
	車輪の発明（戦車、荷車）
前1500	鉄器の発明

れた。一部の人が冨を独占するようになり、貧富の格差とともに、階層間の対立が生じた。また、定住化した豊かな地域に、周辺からさまざまな人が集まり、交易が盛んになった。それとともに、他の地域の部族との抗争や侵略も起きるようになった。

◉文明の曙

　農耕を始めた共同体では人口も増加し、余剰となった人員は農耕に適した新たな地域を拡大していった。農耕の共同体は、狩猟採集よりも人口も多く（表3）、血縁の氏族をさらに統合した部族となっていった。さまざまな資源も豊富であり、狩猟採取民との競争にも打ち勝って行った。また、そのまま農耕に適さない土地では、灌漑などの新しい技術により、耕作地に水路をめぐらせ耕作を可能にして、生産性の高い農耕地域を広げていった。

　定住した地域は、ふつう村落のように規模が小さいものであったが、しだいに規模が大きくなり繁栄してくると、都市が形作られる。また、平等な部族社会から、部族をまとめる首長が現れる首長制の社会に移行する（表3）。考古学者のチャイルドらによると、都市の条件としては、大規模で、階層化が進み、政治や祭儀、軍事などの整備が行われ、交易があり、文書や税の制度が作られたことなどが挙げられる。都市が繁栄してくると、他の集団との紛争も高まり、それに備えるために住居の周囲を城壁で囲むようになった。都市の全体を俯瞰的に見ると、都市が散在し、それぞれの周辺には農地が広がり、さらにその外側には牧畜の遊牧民が生活をしていることになる。

　道具としては、前3500年ごろ青銅器が発明された。青銅（ブロンズ）は、銅とスズの合金であり、融点が低く加工が容易である。石器に比べて性能に優れ武器に利用された（例えば、剣、槍、兜、鎧など）。また金色に輝く特性から、祭儀にも利用された。ただし、費用が掛かるので、集団の支配的な階層の人に利用は限られていた。

　こうした都市生成の時代に、メソポタミアで車輪が発明された。そもそもは、陶器を造る際のロクロから発想されたといわれている。車輪とそれを支える車軸の発明は、馬につないだ2輪戦車として利用され、画期的な兵器として戦争に大きな影響を及ぼした。また、荷車や馬車など輸送に利用され、物や人の運搬に革命を起こした。

先にも記したが、前 3000 年ごろ、言葉を記録するための画期的な手段が発明された。記憶に頼っていた情報を、保存、蓄積し、さらに伝達する手段を得たことは、大きな社会的利益をもたらした。文字の数世紀の利用を経て、系統的な記録を残すことができるようになり、そこで初めて歴史が始まった。実に人類史の 99% 以上は、文字がない先史時代であったのである。

◉宗教の発生と国家

人類の社会的な発展には、宗教が大きな役割を果たしてきた。社会学のデュルケームは、宗教の役割を個人的な信仰としてではなく、〈人々を統合するシステム〉という社会的な視点から検討を行ったが、最近は、社会生物学や認知科学、進化心理学などの観点から、論議が加えられている。

人類の初期の狩猟採集時代は、数十人の血縁の小集団で移動するなかで（表3）、縄張りをめぐり、他の集団を襲撃して、食糧や人を奪う戦いが頻繁に行われてきた。穏やかな棲み分けが行われていた、というのは神話であり、ピンカーのまとめによると、戦争での死者の割合は 10〜20% 近くに及ぶと考えられている。こうした戦争は、繰り返す氷河期の終わりごろまで、乏しい食糧をめぐって続けられた。

集団としての戦争になると、個人の利益ではなく、集団全体の価値を優先することが重要となる。ウェイドによると、その際、宗教が、特定の集団の内で全員が平等に参加する形で生まれる。そして、その集団を神聖化し、絶対的な忠誠心で団結させ、自己の利益より全体の利益を重んじるように、働きかけるとされている。そして、宗教は、音楽や詩、舞踏、芸術など、すべての部分を刺激することによって、人の心に生じるもっとも深い感情を呼び起こし、行動を促がした。もちろん、当時は、社会と個人、家族といった意識そのものが明確に分化していないため、集団全体の価値が大きな役割を果たしたものと言えよう。

この背景として、社会生物学のウィルソンを参照すると、利己主義による個人的淘汰と並んで、それを抑制す

表3　人類の社会進展と集団規模

時代（年前）	社会の種類	集団規模
10万−1万	小集団（狩猟採集）	10−100
1万−5千	部族（定住農耕）	100−1,000
5千−3千	国家	1,000−10,000
3千−1千	王国	10,000−100,000
1千−現在	帝国	100,000−1,000,000

る利他主義による集団的淘汰が遺伝的に大きな役割を果たしてきたことが考えられる。つまり、一つの部族の内部だけを考えると、利己的な個体が利他的な個体に勝つことになるが、部族間の競争に視野を広げると、利己的な固体ではその競争に勝てず、利他的な個体で構成される部族は団結力が強く、部族間の競争に勝つことになる。つまり、利己的な集団への寄食者とともに、外部の敵対的な集団を2つともに防衛することができたのである。

　こうした遺伝的要因が、狩猟採集の時代から伝えられたと考えられる。その後、同じ血縁の氏族から複数の氏族が集まる部族へと集団が大きくなってくる。その段階で、他の部族との日常的な戦争が頻発すると、平等な社会の中で臨時的な首長を選んだり、合議により行動を行ったりするだけでは十分でなくなってくる。その結果、軍事的な指導者や組織が形作られ、それが常態化し独立化してゆく。これが国家のはじまりである（表3）。

　こうした中で、戦争だけでなく、交易も活発になり、農耕や牧畜などさまざまな生産が向上する。その結果、部族内部での、格差や階層の対立が拡大してゆく。そのため、部族を維持、運営してゆくためには、指揮命令を行う新たな権力が必要となる。こうして、共同体内部の治安と政治を司る国家権力が確立される。また、この時代になると、宗教も、階層化により神官などの一部の聖職者が神と人々の間に立ち、宗教の力を独占するようになる。それにともない、舞踏や歌、呪術などはなくなり、儀礼から信仰へと制度化して行った。

　部族国家がさらに大きくなったり、複数の国家が統一されたりすると、王国の段階となる（表3）。神権的な専制権力を持つ専制君主が、その支配下にある多数の農耕共同体を束ねる形で君臨している。さらに特定の王国が、複数の異なる文化圏の国家を政治的に統合した場合、帝国と呼ばれている。最大の活動は、帝国を維持し、さらに他の国や共同体の征服は支配を拡大することである。こうした国家が徐々に形付けられてゆくが、大きな役割の一つは、軍事を統率することであり、もう一つは、支配者として、さまざまな貢納や税を徴収することである。そして、最後に、農業にとって重要な意味を持つ灌漑などの公共事業を提供することである。

●家族の種類の分化と国家・政治への影響

　社会の拡大発展の基礎となるのは家族であり、家族の構成や内容によって、社会、国家の特徴も大きく左右されることになる。こうした問題については、家族人類学が重要な情報をもたらしてくれる。家族人類学のトッドによると、家族の最初は〈起源核家族〉である。これが家族の起源であり、狩猟採集時代に対応する。一対の男女が家族となる。子供は結婚すると当初どちらかの親と同居し、さらに子供ができると独立する。こうした核家族が集まって小さな集団をつくる。前にも述べたように、こうした血縁家族が小さな集団をつくり、さまざまな地域を移動する。

　こうした家族は、定住農耕、気候、土地などの環境要因の影響を受けて、多様な家族の形態へと分化してゆく。驚くべきことに、トッドは、家族の類型の地域的分布と、国家や政治の制度との間に、明らかな関係があることを発見した。主な4つの類型を図に示した。

　トッドが偶然に発見したのは、〈外婚制共同体家族〉の地域と国家・政治の制度との関係である。この家族類型では、息子はすべて親元に残り、大家族を作る。親は子に対し権威的であり、兄弟は平等である。いとこ婚は禁止される。子供の教育には熱心ではない。女性の地位は一般に低い。この類型に該当したのはロシア、中国であった。基本的価値は権威と平等である。政治的には、共産主義（あるいは独裁制）との親和性が高い。

　つぎに、〈絶対核家族〉は、子供が成人すると独立する。親子は独立的であり、兄弟の平等に無関心であり、遺産は遺言に従って分配される。いとこ婚は禁止される。ア
メリカ、イギリス、カナ
ダなど。基本的価値は自
由である。女性の地位は
高い。これは、家族が夫
婦を中心とするため、夫
と妻が対等だからであ
る。一方、子供の教育に
は熱心ではない。政治的
には、自由主義となる。

　さらに、〈平等核家族〉

		親子関係	
		自由（独立）	権威（同居）
兄弟関係	平等	**平等核家族** 共和主義 フランス、スペイン	**共同体家族** 共産主義 ロシア、中国
	不平等	**絶対核家族** 自由主義 アメリカ、イギリス	**直系家族** 民族主義 ドイツ、日本

図3　家族の4類型（トッド）

では、子供は成人すると独立する。親子は独立的であり、兄弟は平等で、遺産は兄弟で均等に分配される。女性の地位はやや低い。パリを中心とするフランス北部が代表。基本的価値は自由と平等であり、個人主義であり、子供の教育には熱心ではない。政治的には、共和主義や無政府主義となる。

　最後に、〈直系家族〉では、子供のうち長男が親元に残る。親は子に対し権威的であり、兄弟は不平等である。ドイツ、フランス南部、日本、韓国など。基本的価値は権威と不平等である。子供の教育に熱心である。女性の地位は比較的高い。秩序と安定を好み、政治的には、民族中心主義（あるいはファシズム）となる。

　以上の4つの類型以外には、つぎのようなものがある。〈内婚制共同体家族〉は、外婚制と異なり、いとこ婚が優先される。子供の教育には熱心ではない。女性の地位は低い。トルコ、西アジアなど、イスラム教との親和性が高い。〈アノミー家族〉は、基本的に絶対核家族と同じであるが、はっきりした家族の規則はない。東南アジア、太平洋地域などが代表である。〈アフリカ家族〉では、一夫多妻が普通に見られる。この一夫多妻は母子家庭の集まりに近く、父親の下に統合されるものではない。女性の地位は不定だが、必ずしも低くはない。離婚率が高い。アフリカに多く見られる。

◉文明と健康・医療

　人の社会が発達し、都市から国家、帝国を形作ると、そこには、階層や階級の分化、経済や交易の進展、政治的な組織、精神文化などが、総合的に形作られる。こうした新たな状態をそれ以前と区別して文明と呼んでいる。ただ、語源的に、農耕（cultura）の進展から文化（culture）といわれたり、都市（civitas）の生成から文明（civilization）といわれたりしている。また、文化が精神的な内容、文明が物資的な内容を指すといわれることがあるが、こうした区別にあまりこだわることは無い。上に述べたように、社会の総合的な進化した状態を指し、文明と呼ぼう。なお、考古学のチャイルドやピータクは、文明の条件として、効果的な食料生産、大きな人口、職業と階級の分化、都市、公共建築物などをあげている。

　大きな文明がさまざまな地域で生まれたが、その主なものとしては、メソポタミア、エジプト、インド、中国、メゾアメリカ、インカなどが挙げ

られる。それらの中から、代表的な地域を選び（図4）、それらの特徴を表4に示した。これらの文明は、前3000年から前2000年ごろにかけて、形作られた。ほとんどは、大きな川の流域に位置しているが、メソポタミアやエジプトでは、河口近くで大規模な灌漑農業が行われている。一方、中国では、中流の小高い地域での小規模農業が中心であった。インダスでは、川の流域に散在し、氾濫農耕を行っていた。

　また、これらの文明では、巨大な都市を中心に大規模な地域が形作られている（図5）（インダス文明は比較的小規模であるが、計画的な都市づくりを特徴としている）。文字も使われているが、それぞれの地域で異なった種類となっている。また、年間の農耕スケジュールを立てるための暦や天文学、土木工事や管理のための数学なども利用されている。宗教は、多神教であり、まだ一神教は現れていない。

　その他の特徴的な内容としては、〈メソポタミア文明〉では、ハンムラ

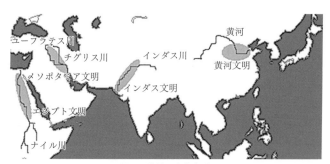

図4　世界の古代文明

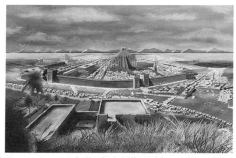

図5　古代メソポタミア文明の都市想像図（中心に神殿（ジッグラト）
　　　が配置されている。古代都市のウルやウルクなどの遺跡から）

ビ法典、60進法、鉄器の発明など、〈エジプト文明〉では、優れた測地術や建築術（ピラミッドなど）、独特の死生観（ミイラ）、パピルス（草を加工した紙様シート）など、〈インダス文明〉では、整った水道施設、極めて計画的な都市設計、神殿ではなく公衆浴場など、〈黄河文明〉では、甲骨文字を使用した占卜、呪術、精巧な青銅器の製作などが挙げられる（1970年代以降、長江流域にも同様な文明が確認され、〈長江文明〉とも呼ばれている。ここでは、煩雑さを避けるため、〈黄河文明〉を代表としてあげている）。こうしたオリエントからアジアに掛けての文明では、その詳細や程度は分からないが、相互の交通や交流があったと考えられている。

　こうした文明の発展は、社会の全般的な変化をもたらしたが、それは医療においても例外ではない。それぞれの文明における医療の特徴を見てゆこう（表4）。

　まず、古代メソポタミアの医療についてみると、この地域は、シュメールおよびアッシリア帝国が支配していたが、多くの医療文献が粘土板に記録されている。その量は、エジプトのパピルス文献を遥かに越えているが、断片的で無秩序である（約3万枚が発掘され、その内、医療関係は800枚）。しかしながら、こうした記録から、医療は宗教的なものであり、多数の神々が健康と病気を支配するものと考えられていたことが示されて

表4　主な古代文明の特徴

項目	メソポタミア文明	エジプト文明	インダス文明	黄河文明
時期	前3500	前3000	前2500	前2000
河	チグリス・ユーフラテス	ナイル	インダス	黄河
規模	大規模	大規模	小規模	大規模
暦	太陰暦	太陽暦	？	太陰暦
文字	楔形	象形	象形	甲骨
食物	小麦・大麦	小麦	小麦・大麦	あわ・小麦
宗教	多神教	多神教	多神教	多神教
その他	ハムラビ法典	ピラミッド	都市計画	卜占
	60進法	パピルス	水道	青銅器
医学				
	宗教的	宗教的	宗教的	自然哲学
	占い診断	催眠療法	体液病理	陰陽五行
	医薬品	診察・診断	徒弟制度	鍼灸
	下水道	薬物	薬物	薬物
	報酬と罰則	専門分化	病院	法医学

いる。医療を行うのは聖職者であり、医師や呪術師などともに、助産婦や保母も含まれている（図6）。病気は罪に対して神があたえる罰と考えられていた。また、診断には、発達した天文学にもとづく占星術が用いられていた。ほかに、肝臓占いや（魂は肝臓にやどるとされていた）、夢占いもよくおこなわれた。ただし、病気の記載や診断、多数の薬品など、医療の経験が記述されている。前18世紀のハムラビ法典には、医療の報酬とともに医療過誤の罰則が記されている。清潔に対する考えも広まっており、聖職者は公衆衛生に責任があったとされ、下水設備、水洗便所なども発掘されている。

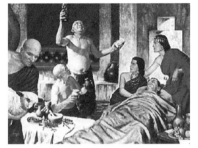

図6 古代バビロンの聖職者による治療の想像図（Thom R, history of medicine）

古代エジプトの医療も、宗教的で超自然的な信仰が中心であり、祭司でもある魔術師が呪文や祈祷を行っていた（図7）。前2900年ごろの初期王朝時代には、職業として専門化した医師が現れた。しかも、医師そのものも分化し、眼科医、消化器科医、肛門医、歯科医などに分かれている。彼らは、神殿学校で訓練をうけた。なかでも、ピラミッドの設計者としても知られる宰相のイムヘテプは、のちに医神としてあがめられた。患者の多くは寺院で、神官の唱える呪文により眠らされ、医療を受けていた。いわゆる「神催眠療法」である。こうした催眠療法はギリ

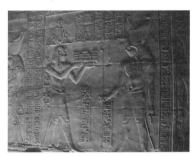

図7 ホルス神の前で薬を捧げ持つ神官（Errole D, Ancient Egypt online）

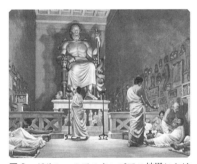

図8 ギリシャのアスクレピアス神殿における催眠療法の想像図（Thom R, history of medicine）

シャにも伝わり（図8）、現在でも新たな形で利用されている。こうした点も含め、エジプト医療の体系には、宗教的要素だけでなく、経験的な療法も含まれており、合理的な医療が蓄積されて行く傾向を示している。

エジプト医療についてはパピルスに記録されているが、その記録は5千年前から3千年前まで約2千年近くに及んでいる。最も重要なパピルスは、外科に関するエドウィン・スミス・パピルスと、医学教科書のようなエバース・パピルスである。例えば、個々の患者について、仮の診断から始まり、診察と徴候の検査、診断と予後、治療法の指示が詳細に記されている。前者は頭部損傷に関する断章であり、その中から、一例として症例31を以下に挙げてみよう。

「首の椎骨脱臼に関する指示。頚椎脱臼の人を診察すると、手足の感覚がなくなっているのが分かる。また、陰茎は勃起し、精液は不随意に漏れる。肉は風を受ける。眼は充血する。そうであれば、この患者について次のように言える。彼は、手足が無感覚で、精液を漏らしているので、頚椎骨脱臼を起こしている。治療不可能な病気である」
（アッカークネヒト、『世界医療史』より改変）

後者は、呪文、内科疾患、眼疾患、皮膚疾患、四肢疾患、婦人科疾患、外科疾患が記録されている。中でも、寄生虫疾患については記載が多い。また、思弁的ではあるが解剖と生理についても、独立して記載されている。これらのパピルスには、500以上の物質を用いた876種類の処方箋が含まれている。例えば、下剤にはイチジク、ナツメヤシ、ヒマシ油などが用いられた。こうした古代エジプト医学について、医学史家のアッカークネヒトは、パピルスの内容は、当初は経験的ないし合理的なものであったが、時代が新しくなるにつれて、魔術的な傾向がつよくなったと指摘している。

古代エジプト医療の経験的・合理的な側面について見ると、例えば、ジェンテンポは、エジプト医療のなかで現在も利用されている10の医療について紹介している（表6）。脈拍による診察は現在でも不可欠であるが、エジプトではミイラ作成により、全身的な血管の解剖学的な知識が得られたことから、疾患との関連を想

表5 現在も使われている10の古代エジプト医療

脈拍による診察
咳によるヘルニア診断
タンポン
歯の充填
手足の装具
政府による管理
薬剤の処方
割礼
外科手術
麻薬

（Gentempo N、2017）

定したものと考えられる。ただし、疾患との正確な関連や意義は不明であった。また、当時、多くの力仕事により、へその真下の筋肉の膜が開き、すきまから腸が飛び出してくる、「でべそ」（ヘルニア）がよく見られたと考えられる。そのため、腹圧が挙がる咳をすると、ヘルニアの症状が出ることが、診断に用いられたのであろう。しかしながら、その治療法については記載がされていない。タンポンは、19 世紀以降、西欧世界でも用いられるようになったが、古代エジプトでは、現代と同じような目的で何世紀にもわたり用いられていた。女神イシスの結び目と呼ばれていた。これらの事例から、魔術的な医療の体系に、有用な経験が組み込まれていたことが示されている。

　古代インドの医療については、時代的に大きく２つに分けられる。前 1500 年のイラン高原からのアーリア人の侵入から前 800 年まではヴェーダ時代、その後の後 1000 年まではバラモン時代といわれている。さらに、これらの時代以降は、イスラムの支配下にあり、アラブの医療が中心となる。その意味では、前の２つの時代をインド医療と呼ぶ。なお、これら以前の時代の医療についてはほとんど知られていない。

　ヴェーダ時代の医療は、宗教的な色合いが強く、罪としての病気、悪魔祓いの儀式、呪文などによる治療などを特色としていた。宗教文書のヴェーダの中でも、アユール・ヴェーダ（生命の聖典）にまとめられおり、宇宙や生命、環境の調和を求める世界観が示されている（図9）。前 800 年ごろに体系化された。そして、バラモン時代になり医学はさらに発展した。医師は第三カーストとしての職業に属し、徒弟制度のもとで研修を行っていた。教育は合理的で高度なものであった。医療の内容は、理論と実地のバランスが取れており、内科や外科も含まれていた。バラモン医療には超自然的信仰が基本にあり、体液病理学や、輪廻思想に基づく業病の考えも認められる。病気や健康に対する考えでは、5つの要素（土、水、空気、火、空）、2つの性質（暑、寒）、3種の体

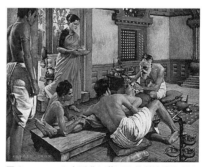

図9　ススルタ大医典に基づき外科治療を行う医師の想像図（Thom R）

液（空気、胆汁、粘液）、6つの身体的要素（乳糜、血、肉、骨、髄、精液）が関係するとされている。ただ、すべての疾患は主に体液の障害によると考えられていた。診断法は、問診、視診、触診、他の検査から構成されており、現在にも通じた体系をもっていた。治療法は、祈祷や呪文が含まれており、食事療法が中心であった。それとともに、麻酔薬を含め広範囲な薬物が開発されており、複合して用いられていた。外科は進んでおり、異物の除去が、八大技術（切開、切除、除去、穿刺、探針、摘出、分泌促進、縫合）により系統的に行われていた。注目されるのは、耳や鼻の整形手術が行われていたことである。前6世紀の仏教の興隆にともない、病院が設立されていたことは、西洋に先駆けるものである。最後に、インドでは、衛生と予防に大きな力が注がれており、歯磨き、運動、マッサージ、入浴、食事など、さまざまな手段が実施されていた。また、ヨガによる、精神統一や心身の鍛錬も後世に伝えられている。

　古代中国の医療は、形式化された体系的な自然哲学に基づいている。前2700年ごろには、伝説的な神農により薬や針が、また黄帝により内科治療法が開発されたといわれている。その後、薬物については「神農本草経」、理論と鍼灸などについては「黄帝内経」がまとめられる。陰陽の2原則、人体の5つの要素（木火土金水）があり、それらのバランスの不調和により病気が生じるとされている。診断は、脈拍をみる脈診と舌をみる舌診が主であった。中国では、宗教的な理由により解剖や身体への侵襲が忌避されていたため、解剖学に関する知識はとぼしく、外科も発達しな

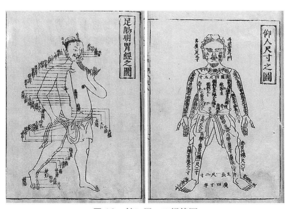

図10　針に用いる経絡図

かった。医療は、薬をもちいた治療が中心であり、高度の知識が発達し、1800種の薬剤が利用されていた。後200年には、「傷寒論」という薬の処方集がまとめられた。また、鍼（図10）や灸をはじめとして、マッサージ、吸角法（カップを皮膚に密着させて中を真空にし、血液を皮膚の表面近くまですいあげ血行をよくする）など、さまざまな理学的療法が開発されていた。法医学は世界に先駆けて体系化されていたが（例えば、指紋の利用）、予防や衛生については、ほとんど省みられなかった。

　文明社会における健康や病気は、基本的には、これまでの人類の進化による生物学的要因が基礎となるが、定住農耕による生活様式と環境の劇的変化による影響が生じている。食物は、炭水化物が多く、雑食性のバランスが崩れ、カロリー過多となり、現在に通じる疾病の危険性が高まっている。運動は、農耕作業による一定の姿勢が続く。負担の強いものへと変化し、筋骨格系の障害をもたらす。また、定住により、感染症の流行や、廃棄物による飲料水などの環境汚染が生じる。一方で、住居による安定し安全な環境が健康保持に役立つである。ただ、感染症を主とする上記のような疾患に対しては、自然発生的な経験に基づく医療に、多くは期待できない。対症療法的に、精神的癒しや、薬物、理学的な手当てが、苦しみを緩和する上で、役立ったものと考えられる。

●伝統医療の再興？

　これまで4つの古代文明における医療の特徴を述べてきたが、それぞれの地域で多様な特徴を持ちながらも、基本的には宗教的な宇宙観や健康観、身体観に基づいて医療が行われている。しかも、さまざまな試行錯誤による経験や合理的な考えが、診察や診断、治療に組み込まれている（これらの中には、現代の世界にも引きつがれ、科学的な医学として利用されているものも認められる）。文明の発生とともに、こうした医療や医学が蓄積されて行き、一種の体系としてまとめられている。

　これらの医療の体系は、メソポタミアやエジプトでは、その後の科学的医療にとって代わられ消えてしまうが、東洋では科学的医療の展開は遅れ、その後も脈々と現在に至るまで伝承されてきている。もちろん、現在の西欧においても、こうした古代文明の医療が、形を変えて、民間療法、健康法、自然食品などとして、大衆の間に持続されてきているのも事実である。というのも、近代の科学的な医学が進展し、国際的にも医療の主流

となり、目覚しい効果が認められたが、その反面、その害も多発し、重症化する危険性も高くなったこと。また、病気にかかった人を、人間全体として見るのではなく、病気のみに焦点を当てるといった、医療の非人間化が問題となっているからである。

　もちろん、とくに1970年代以降、医者―患者関係も、権威と服従の関係の見直しがなされてきており、また、医者による情報の独占から、十分な情報の提示と合意へ（informed consent）と、判断の分かち合い（shared decision making）へと徐々に移行している。こうした転換を根拠に基づく医療が支えてきており、改善されてきているものの、まだ十分な状態とはいえない。

　こうした状況の下で、これまで伝承されてきた民間療法が、日常的には大きな役割を果たしてきているため、1970年代から、伝承されてきた医療の見直しが始まり、〈伝統医療〉（traditional medicine、TM）あるいは〈補完代替医療〉（complementary and alternative medicine、CAM）と名付けられた（以下、一括して補完代替医療と記す）。ただ、補完代替医療には、伝統医療と直接つながらず、それと類似な新たな装いの医療が含まれている。これらの医療の利用が世界的に加速してきており、とくに、先進諸国では、高騰する医療費に歯止めをかけるため、西洋医療と代替医療の協力による疾病の予防・改善に期待を寄せる人たちも数多く存在している。

　現在、〈補完代替医療〉は、経済力が低から中程度の国では国民の最大80％が、また高い経済力を誇る国でも65％が利用していると報告されている。その一方で、補完代替療法の利用が拡大するとともに有害事象も急増している。というのも、こうした医療は、正式な評価を経て社会化したものではないからである。例えば、中国では2002年だけでも約1万件の有害事象が報告され、その数は1990年代の倍以上になっている。

　そのため、WHOは2004年に、こうした補完代替療法の規制が不十分な点や、その安全でない使用について警告を発し、有効性および正しい使用法を消費者に理解させるために、信頼できる情報を発信するようガイドラインを発行した。

◉根拠に基づく補完代替療法

　現在、補完代替療法については、さまざまな臨床的評価が進められているが、それらを系統的に評価した結果がいくつか報告されている（なお、

これらの評価は、年々更新されているため、最新の情報に注意することが必要である）。補完代替療法は広範囲な疾患、治療法に及ぶため、全体を包括的に評価するのは困難を極める。

そのため評価の多くは、個別の疾患に焦点を当てている（例、癌、喘息、大腸炎など）。その結果を見ると、研究（無作為臨床試験、RCT）の数そのものが少ないこと、研究の質が悪いこと、結果に大きなバラツキがあることが指摘されている。一部には、効果が期待されるものもあるが、十分な根拠は確立していない、と結論付けられている。

こうした根拠（エビデンス）は、患者だけでなく臨床家も十分に把握していないし、臨床の場できちんと説明されることはほとんどない。その意味では、補完代替療法を利用する場合は、最新の情報をチェックすることが不可欠である（残念ながら、多くの情報は英語で書かれているため、時間と労力が求められる）。

ここでは、疾患別・療法別に広範囲な評価を行っている、エルンストらの評価を取り上げてみよう（『補完代替医療の卓上ガイド、根拠に基づく方法、2版』2006 と、それに基づく一般向けの『代替医療のトリック』2010 を参照。アメリカ内科学会でも根拠に基づくガイドが出版されており、同様の結果が報告されている）。その評価結果を要約して表6に示した。

ここに挙げられているのはごく少数例の代替医療であることに注意が必要である。具体的な評価結果は、表の要約を見るか、詳細を検討するには原本を参照していただきたいが、鍼については、痛みなどごく一部の症状に効果が認められているに過ぎない。しかも、厳密な評価により、ホーソン効果（期待に応えたいという心理効果）などによる可能性が示唆されている。カイロプラクティックやオステオパシーは、一部の痛みには効果が認められるが、通常の医療と差は認められない。代替運動療法は、ほとんど効果が認められない。

マッサージ療法とその類似療法も、筋骨格系の痛みや不安や憂鬱など心理的症状には、効果が認められるが、他の疾患では効果が認められていない。アロマセラピーも、それに含まれるマッサージの効果によるものと考えられる。アユール・ヴェーダは、総合的な医療体系としては、科学的な根拠は無い。ただ、多様な構成要素の個々については、ヨガやマッサージなどのように一部の症状に可能性があるかもしれない。

代替医療の中では、ハーブ療法が最も有望なカテゴリーとなる。ここで

は奇想天外な理論も少なく、経験的な内容に基づいている。薬理学的な同定により、化学的薬品となったものも数多い。ただし、科学的な評価により効果が認められるものは限られており、ほんどのものは効果が認められない。

　科学的な装いを持ち、機器や細胞、薬剤などを用いる代替療法の中で、ホメオパシーは、ほとんど効果が認められず、プラセボ効果と考えられている。代替食事療法も同様である。さらに、マグネットセラピー、結腸洗浄、デトックス、サプリメント、セルラーセラピー、分子矯正医学、クリスタルセラピーなどは、科学的に効果は認められていない。

　催眠療法や瞑想、リラクセーションなどは、心身に緊張緩和をもたらすことで、ストレスや不安を軽減することに有効であると考えられるが、具体的な疾患には効果は認められていない。また、スピリチュアル・ヒーリングや人智学医療には効果は認められていない。

　以上のように、補完代替療法の主な原理は、自然、伝統、全体的な方法、さらに個別化といわれているが、基本的な概念には科学的な根拠は認められず、実際の健康面では、一部を除き、ほとんど医療上の効果が無く、危険になりかねないことが明らかになってきた。そのため、当初、安価で医療費を削減できると考えられていたことは、夢物語に過ぎなくなった。近年の評価では、補完代替医療の費用は、イギリスで7500億円、全世界で8兆円と推定されており、膨大な無駄遣いであることが憂慮されている。

　文明の発生とともに、呪術的ないし宗教的、宇宙論的な世界観から、癒しが体系化されてきたが、これらは、個人的あるいは家族的、社会的な意識が未分化であり、科学的な考え方もない状態で生み出されたものであり、そのまま、現代に移行できるものではない。伝統医療や補完代替医療は、そうした医学の末裔か再現と考えられるが、その中に組み込まれている、経験的で合理的な内容の一部が、わずかに科学的な検証により認められているに過ぎない。その意味では、こうした医学や医療は、当時の人にとって、害以上の良いことをもたらすことは少なかったであろうし、現在の人にとっても同様であろう。確かに、現代の医学や医療には数多くの問題があり、その批判として伝統医療や補完代替医療が注目され、多くの人々が利用しているのは事実である。しかしながら、こうした医学・医療の問題については、健康への具体的な貢献の面から、明確な評価により改

善を積み重ねる以外に方法は無いものといえよう。そうした試行錯誤の歴史を明らかにするのが、医学史の役割である。

・鍼治療

針を打つことにより、健康が改善するという考えは、中国で開発されたと言われている。ただし、5,000年前にアルプスで発見されたアイスマン・エッツィに針治療が行われていたとの報告もある。生命力である気が経絡を流れているという考えは、科学的な根拠が認められていない。何十年にわたる膨大な臨床試験が行われているが、いくつかの痛みや吐き気に効果が推定されているに過ぎない。しかも、試験の質が悪く、プラセボ効果も十分に排除されていない。最近の偽鍼を含めた試験により、本当の鍼と偽鍼との間に効果にほとんど差が認められないことが示されるなど、見直しが求められている。

・ホメオパシー

類が類を治療する（毒をもって毒を制す）という理論による治療体系。この理論の科学的根拠は不明である。植物から動物、鉱物など、さまざまな物を、希釈し激しく震動させて用いる。数多くの臨床試験が行われているが、試験の質に問題がある。質を考慮した系統的な評価により、どの病気に対しても、これを支持するような明確な根拠が認められないことが示された。また、ホメオパシーの効果は、非特異的なプラセボ効果と考えられている。

・カイロプラクティック

19世紀に開発された治療法であり、脊椎のずれを調整することにより、身体全体に影響を及ぼし、全ての病気を改善すると考えられていた。科学的な根拠は不明である。最近では、腰痛と頚部痛に限定するようになっている。何十件もの臨床試験が行われているが、その系統的評価により、腰痛に有効性が示されたが、通常医療と同様に小さいことが示された。頚部痛については、効果が認められなかった。また、その他の疾患でも、ほとんど効果を示す根拠は得られなかった。頚部の操作には、有害事象の危険性が高い。

・ハーブ療法

植物そのもの、あるいはそのエキスを用いる。あらゆる病気の治療や予防に用いられる。もっとも古い歴史を持ち、広く利用されている。各地域に自生する植物と伝統的文化に基づいている。強心剤のジギタリス、抗マ

ラリア薬のキニーネ、鎮痛解熱約のアスピリンのように、薬理学的に物質が同定されたものも数多い。代替医療では、植物全体かその部分を使うもので、セントジョンズワート（聖ヨハネ草）が抗うつ効果が認められているが、それ以外にも科学的評価により確認されているものが数多くある。ただ、ほとんどのものは、効果が認められないか、評価されていない。有害事象や安全性に注意が必要である。

・代替食事療法

アマ排出ダイエット、人智学食事療法、ガーソン療法など、一般的な知識とは相容れない食事療法が数多くあるが、ほとんどデータが得られていない。しかも、科学的根拠には大きな欠陥がある。最悪の場合には、患者を栄養不良にする危険性がある。その意味では、基本的には手を出さないのが望ましい。

・代替運動療法

持続的な運動が健康に良いことは明らかである。太極拳やヨガ、ティラピスなどの代替運動療法に関する研究は少ないが、有望な可能性がある。ただ、一般的に行われているさまざまな運動に比べて優れているという根拠は認められていない。基本的には、訓練された経験豊かなトレーナーの下で行うのが望ましい。

・アユール・ヴェーダ

古代インドの医療体系の一つ。生命力の知恵を意味する。その体系には、ハーブ薬、食事療法、ヨガ、瞑想、マッサージが含まれている。現在、医療体系そのものの評価は実施されていない。いくつかの部分的な要素（例、ヨガ）については効果が認められているが、その他の多くの要素（例、ハーブ薬）については、ほとんど検証されていないか、重大な危険性がある。

・アロマセラピー

植物のエッセンス（オイル）は古代から用いられていたが、現在のアロマセラピーは、1937年に開発されている。アロマセラピーはマッサージと組み合わされており、リラックス効果が認められているが、どちらが効いているのかは不明である。ただし、一時的なもので、治療としての価値には論議がある。また、病気を治療できるという根拠は認められていない。

・オステオパシー

これ（整骨療法）は、さまざまな手技により、主に軟組織や骨、関節の

動きを良くする。カイロプラクティック療法と類似するが、こちらの方が穏やかであり、有害事象も少ない。米国では主流の医療に組み込まれている。腰痛については、通常医療と同様の効果があることが示されている（同じように効果が無い）。それ以外については、明確なデータは得られていない。

・クリスタルセラピー

石英や貴石の結晶が、聖なるエネルギーや波動に作用し、患者の自然治癒力を高めると主張されている。既存の科学とは全く相容れず、信憑性も無い。効果があると感じる場合は、そのほとんどが期待やリラックス効果によるものと考えられる。

・結腸洗浄

食物摂取により、有毒な老廃物が腸内に溜まる、身体を毒しているという考えに基づく。そして、浣腸により老廃物を流しだす。代替医療の結腸洗浄は、何かに役立つという科学的根拠はない。逆に、結腸の穿孔や、電解質の減少により、深刻な害をもたらすことが認められている。これに似たものに、デトックス（解毒）療法があるが、結腸洗浄と同様に無効であり、有害性の危険がある。

・催眠療法

治療のために、催眠状態を利用する。その歴史は長く、古代エジプトにまで遡ることができる。疼痛や不安などの軽減に役立つことが示されている。しかし、禁煙に関しては効果が認められていない。ただ、治療による特異的な効果なのか、あるはプラセボ効果なのかを判断するのは困難である。

・サプリメント

サプリメントは、健康を維持増進するために、ビタミンやミネラルなどを、主に経口でとる物質を言う。通常、欠乏状態をのぞき、医療上の効果は認められていない。過剰摂取により、有害事象が起きる可能性がある。また、汚染物質や混ぜ物による危険もある。食品系では、魚油は心臓疾患のリスクを下げるのに有効であるが、サメ軟骨は効果が無い。これと類似しているものに、代替酸素療法があるが、どのような種類も、信頼できる根拠は認められていない。逆に、過剰な酸素が有害であることは、十分な根拠がある。

・スピリチュアル・ヒーリング

これ（霊的療法）には、さまざまな種類がある。共通する特徴は、エネ

ルギーが治療者を通じて、患者の体内に送られるということである。こうした霊的エネルギーは、科学的なものではなく、検出されてもいない。多くの臨床試験が行われているが、多くに不正行為が認められている。最近の試験では、強いプラセボ効果であり、それ以上のものではないことが示されている。これと類似なものに、人智学医療があるが、ヤドリギ・エキスなども含め、有効性は示されていない。風水療法も同様である。

・セルラーセラピー

代替医療の細胞治療は、通常の細胞移植（骨髄移植、輸血）とは異なる。これは、動物の胎児から調整した薬剤を利用する。例えば、子牛の胸腺、ブタの秘蔵抽出蛋白、生後直ぐの羊の脾臓と肝臓の抽出物などが該当する。これらの治療法の有効性は示されていないか、そもそも評価が行われていない。異質な蛋白を注入する場合、重症のアレルギー反応を起こす危険性がある。

・マグネットセラピー

永久磁石を用いた磁気療法が広く利用され、慢性的な痛みの緩和に有効だと宣伝されている。リストバンドや絆創膏などに装着して身につける。それらの磁力は 10 から 1,000 ガウスまでさまざまである。しかしながら、疼痛に対する有効性は認められていない。

📖 参考文献

・アッカークネヒト　EH：世界医療史，魔法医学から科学的医学へ，内田老鶴圃，1983
・ウェイド　N：宗教を生みだす本能，NTT 出版，2011
・落合淳思：古代中国の虚像と実像，講談社現代新書，2009
・大塚柳太郎：ヒトはこうして増えてきた，新潮社，2015
・シンガー　C，アンダーウッド　EA：医学の歴史1　古代から産業革命まで，朝倉書店，1985
・ステルペローネ　L：医学の歴史，原書房，2009
・チャロナー　J：人類の歴史を変えた発明1001，ゆまに書房，2011
・シン　S，エルンスト　E：代替医療のトリック（Trick or treatment），新潮社，2010（2008）（余談であるが，本書は歴史的な情報を科学的に検討した極めて優れた本であり，ぜひ一読を勧めたい。ただし，最初の部分で，ナイチンゲールが，訓練を受けた看護婦とそうでない看護婦に，無作為に割り付けて臨床試験を行った，と述べられている。いくら調べても，こうした事実は認められないし，ナイチンゲールの国際的な研究者に問い合わせても同じ答えであった。そこで，著者

二人に問い合わせたが，全く返答がなかった。根拠に基づく情報を主張する人が，こうした態度を取るのは極めて残念である）

・クラーク G：10 万年の世界経済史（A farewell to alms，施しよさらば），上，下，日経 BP 社，2009（2007）
・クリスチャン D：ビッグヒストリー入門（This fleeting world，このうたかたの世界），WAVE，2015（2007）
・滝村隆一：国家論大綱，第一巻上，勁草書房，2003
・トッド　E：新ヨーロッパ大全，石崎晴己・東松秀雄訳，藤原書店，1992
・中尾佐助：栽培植物と農耕の起源，岩波新書，1966
・長田俊樹：インダス文明の謎，京都大学学術出版会，2013
・西田正規：定住革命，新潮社，1986
・久繁哲徳：だれが臨床判断を決定するのか　患者のための医療判断学，新医療，15（1）：76-82, 1988
・ピンカー　S：暴力の人類史（The better angels of our nature，われらの性質の良き天使），2015（2011）
・橋爪大三郎：戦争の社会学，光文社，2016
・山崎俊雄他編：科学技術概論，オーム社，1978
・Bradly P, et al：The ACP evidence-based guide to complementary & alternative medicine American College of Physicians, 2009
・Ernst E, et al：The desktop guide to complementary and alternative medicine：an evidence-based approach, 2nd ed, Mosby-Elsevier, 2006
（上記 2 つと比べ，日本で出版されている，寺澤捷年ら編『EBM 漢方，第 2 版』医歯薬出版，2007，今西二郎編『医療従事者のための補完・代替医療』金芳堂，2003 などは，情報の包括性の根拠，さらに個別の試験の質の評価，総合的評価の枠組みなどが極めて不十分であり，信頼性が置けない）
・Gentempo N：10 ancient egyptian medical practices we still use today, Listverse, 2017
・Madsen MV, et al：Acupuncture treatment for pain：systematic review of randomised clinical trials with acupuncture, placebo acupuncture, and no acupuncture groups, BMJ, 338：a3115, 2009
・Retief FP, Cilliers L：Mesopotamian medicine, SAMJ, 97(1), 2007
・Shekelle PG, et al：Challenges in Systematic Reviews of Complementary and Alternative, Ann Intern Med, 142(7), 2005
・Medicine Topics, Ann Intern Med, 142：1042-1047, 2005
・WHO：Guideline on developing consumer information on proper use of traditional, complementary and alternative medicine, WHO, 2004

第9章
古代の医療
神話からの離脱と臨床経験の集積

●世界史の展開

　古代にいたり本格的な歴史が始まるが、医療の歴史を見るうえで、大きく世界的な広がりの視野の中で、その展開と特徴を見て行くことが重要であろう。こうした世界史という大きな視点から社会の歴史をとらえたのは、ドイツの哲学者ヘーゲルである。彼は世界史を自由の現実化という観点から、「東洋は一人の者が自由であることしか知らなかったし、いまなおそうである。ギリシア・ローマの世界は若干の者が自由であることを知り、ゲルマン世界はすべての者が自由であることを知っている。それゆえ、世界史のうちに見られる第一の形態は専制政体であり、第二の形態は民主政体や貴族政体であり、第三の形態が君主政体である」(『歴史哲学』、広松渉訳)。

　ヘーゲルの世界史という見方は、マルクスに引き継がれ、生産様式の観点から、経済的社会構成の発展段階を、スケッチ風に「アジア的、古代的、封建的、近代ブルジョア的生産様式」としてまとめられた。こうした世界史の見方は、西洋中心主義の発展史観として非難され、ポストモダンの見方からは人気がない。また、哲学者の加藤尚武はヘーゲルを批判して、次のように述べている。「歴史の神様は、最初は東洋人という馬に乗っている。その次の時代になるとギリシア、ローマ人という馬に乗り換えて、やがてゲルマンの馬に乗り換えて、自由と理念が発展していく。キリスト教ゲルマンの時代になったときに東洋人はどこへ行ったか。……東洋はもはや歴史の理念の実現する場ではなくなっている」。

　しかしながら、政治学の滝村隆一は、世界史的見方の重要性を指摘している。その要点は、人間社会の歴史的発展を、数世紀以上を一区切りとして大きくとらえ、以前の先端的な社会に取り変わり、新たにその時代を世界的に支配した先端的な社会を、経済・政治・文化を総合した指標としてみてゆくことにある。こうした見方は、歴史の展開を大づかみする上で、役立つものと思われる。それでは、上記の批判にあった、先端的な社会以

外は、どのような経緯をたどるのであろうか。端的に言うと、先端的な社会の影響を受けながら、それぞれの地域に根ざして、それぞれが歴史的に発展してゆくものであろう。皮肉なことに、アジアでは、ロシア、中国、朝鮮などは、社会政治的には、現在もアジア的・古代的な専制国家の色が濃く、ヘーゲルの言う歴史の理念の実現からは、はるかに遠ざかっている。

　もちろん、世界史的な見方は、歴史を概観して大きな枠組みを実証的にまとめるということであり、反証主義の哲学者ポパーが〈歴史法則主義〉と批判したように、単一の原理による将来の予測にそのまま繋がるというものではない。また、医療・医学の歴史についても、こうした枠組みで見て行くことになるが、とくに医療については、社会文化的な側面も強く、大きな流れを見てゆくとしても、それぞれの地域での展開に注意する必要があろう。

◉古代ギリシャ
・古代ギリシャの興隆

　世界史でみると、これまで述べてきたように、メソポタミアやエジプトなどの地域で、はじめて重要な文明が生じた。こうした文明は、近隣の地域に波及し、世界史の新たな代表的文明に引き継がれていった。それがギリシャ文明である。

　エーゲ海、地中海沿岸は海路による交通が盛んであった。4000年前（前2000年）ごろ、地球の寒冷化により、ロシア南方の中央アジアにいたインド・ヨーロッパ語族（アーリア人）が、小アジア（ヒッタイト）、イラン、アラブ、インドに大移動を行った（表1）。ギリシャでは（図1）、前17Cごろ、オリエントの影響を受けた青銅器を用いるクレタ文明が栄えていたが、前16Cごろ、インド・ヨーロッパ語族のギリシャ人が侵入し、クレタ文明を滅ぼし、小規模な専制国家を作った。これがミケーネ文明である。前12Cに、ドーリア人が侵入し、ミケーネ文明を滅ぼし、いわゆる古代ギリシャの基礎が形作られた。

　3000年前（前1000年）ごろから、城塞を中心とする「ポリス」という都市国家が成立した。その数は1500近くにおよび、代表的なポリスとしては、アテネやスパルタが有名である。支配的なポリスは、周辺のポリスに対して苛酷な専制的な支配を行っていた。ポリスの社会構成としては、

表1 古代ギリシャの歴史

年代	
前20C	アーリア人の大移動
前17C	クレタ文明
前16C	ミケーネ文明
前12C	ドーリア人のギリシャ侵入
前700年	アルカイック期
	叙事詩（ヘシオドス、ホメロス）、自然哲学（ヘラクレイトス）
前500年	ペルシャ戦争
	アテネ全盛、古典期、ギリシャ悲劇（ソフォクレス、アイスキュロス）
前431年	ペロポネソス戦争
前430年	アテネの疫病
	ソクラテスの死、プラトン、アリストテレス、古典期
前300年	アレキサンダー大王の死
	ヘレニズム時代
前0年	ヘレニズム時代の終焉

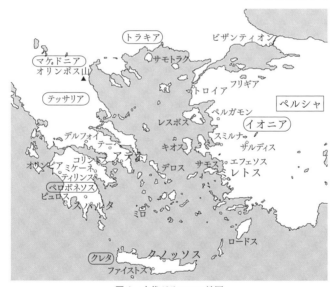

図1 古代ギリシャの地図

土地所有者の市民、奴隷、他ポリスの市民が主なものである。例えば、ア
テネでは、市民の数は家族を含め12万人、メトイコイ（従属共同体構成
員）が3万、奴隷が8万であった。一方、スパルタでは、市民の数は家族

を含め1万数千人、ペリコイオイ（周辺の従属共同体成員）がその十倍、さらにヘロット（直轄の奴隷）が数十倍といわれている。スパルタでは強力な軍事体制の下、少数征服者による圧倒的多数の被征服・従属民の支配が行われていた。古代ギリシャでは、アテネの民主制は例外的であるが、それでもなお、基本的には奴隷をともなう階層化社会であった。

ギリシャは土地が狭く痩せており、穀物の収穫は少なく、オリーブ油と葡萄酒が主な産物であった。その意味では、世界史に躍り出るような条件は無いように見える。しかしながら、ギリシャでは、エーゲ海を中心とした交易が中心産業であり、貨幣制度の利用と銀山の開発がそれを支え、経済的な発展を遂げた。

ギリシャ社会の代表として、歴史的に注目されてきたアテネを見てみよう。アテネ社会の大きな転換点は、アケメネス朝ペルシャとのペルシャ戦争（前500年ごろ）と、ギリシャ内部でのペロポネソス戦争（前400年ごろ）である。ペルシャ戦争前は、アルカイック期と呼ばれ、文化的には叙事詩（ヘシオドス、ホメロス）や自然哲学（ヘラクレイトス）が代表となる。ペルシャ戦争の勝利以降は、アテネの全盛期を迎え、古典期とよばれ、ギリシャ悲劇（ソフォクレス、アイスキュロス、エウリピデス）が代表である。その後、民主政治から軍事国家へと変貌する中、スパルタとのペロポネス戦争にアテネは敗れ、衰退する。そして、前300年ごろから、ギリシャ北部のマケドニアが興隆し、軍事独裁体制の下、ギリシャから西アジアの広大な地域を征服して、中央集権的な大帝国を築き、ヘレニズム時代を迎えた（ギリシャ人が、神話の美女ヘレネの子、ヘレネスと称したことから）。

アテネでは、多くのソフィスト（ほとんどはアテネ以外の出身）の言論活動が活発となり、さらに後世に大きな影響を与えた哲学者、ソクラテス、プラトン、アリストテレスらもアテネで活動した。彼らの活躍した時期は、先に述べた、アテネ民主制の黄金期ではなく、ペロポネソス戦争後の衰退期であった。アテネにはプラトンが創設したアカデメイアや、アリストテレスが創設したリュケイオンがあった。アカデメイアは、学芸都市としてヘレニズム時代にかけて繁栄が続き、ビザンツ帝国時代まで存続した。

こうしたアテネの興隆について、ドイツの哲学者、ヤスパースは、「歴史の起源と目標」（1949）の中で、「枢軸の時代」と名づけた。これは、世

界史の展開として、神話的な認識から人間自身を認識するという大きな転換を示す。この転換期は、前500年頃から前200年の間であり、ギリシャ以外を見ると、中国では、孔子をはじめとする諸子百家、インドでは、ウパニシャッドや仏陀、イランではゾロアスター、パレスチナでは、エリアなどの予言者が現れる。

・古代ギリシャの医学

　古代ギリシャでは、哲学的な自然観の発展にともない、医療や医学も、それまでの神話的・呪術的なものから、大きく変わってゆく（なお、古代ギリシャから哲学的な研究としての医学が始まってくる。そこで、研究としての医学（狭義）と実践としての医療を統合したものとして、医学（広義）を用いることにする）。古代ギリシャの医学は、数千年にわたる歴史があり、エジプト、メソポタミアなど、先進地域からの影響を受けた。こうした多様な文明の雑種性が、現代にも通じる新たな医学の誕生をもたらした。ギリシャの医学は植民市で発展した。前17Cには、小アジアのクニドスでクニドス派が発展した、前6Cには、その対岸にあるコス島でコス派が活動を始めた（図1）。クニドス派は診断（diagnosis）を重視し、病気をいささか複雑な分類体系を用い、身体のどの部位にどのような病気にかかったかを特定した。彼らは、特定した部位に積極的に処置を行った。ただし、当時、ギリシャでは人体解剖は禁じられており、医師は解剖学・生理学の知識をほとんど持っておらず、診断自体困難であった。一方、コス派は、予後（prognosis）を重視し、局所ではなく全体的で一般的な処置を行った。その意味では、ある程度の効果を挙げたものと思われる。コス派は、季節・大気といった環境や、食事の乱れが体液のバランスを乱し、病気を引き起こすと考えた。

　なお、初期のギリシャ医学も、エジプトなどの宗教的な医療の影響が強く、神話のアポロンが癒しの神とみなされたが、その後、前5Cまでには、アスクレピオスがそれに代わった。彼の杖と、それに巻きつく蛇が、今でも医学の象徴として用いられている。アスクレピオスを祀る寺院は、さまざまな地域に設置され、夜には「寺院催眠療法」が施され、夢に現れた神が処方を指示し、それに基づく治療が行われた（6章、図7参照）。そうした処方の記録が資料として残されている。こうした宗教的な医療は、ギリシャ医学の前身ではなく、先に述べた医学の各派と併存したのである。

　ギリシャの医師は、神職ではなく職人であり、親方のもとで徒弟制度に

より訓練を受けた。ギリシャでは健康への関心が高く、そのため医師も尊敬された。医師は都市で雇用される場合もあったが、おおくは都市から都市へ移動しながら診療に従事した。ギリシャは巨大な単一の国家ではなく、都市が乱立しており、上層階級の層が薄かったことが一因であろう。

ヒポクラテスを含め、ギリシャの医学者や哲学者は、神話的・宗教的な説話から離脱し、自然（人間）の観察に基づき、病気やその治療法について検討を行い、医療の実践に役立てようと試みた。この背景には、ギリシャ社会の民主制と、その下で発展した哲学が大きく影響している。ギリシャ医療の発展には、ギリシャの自然哲学の影響が決定的な役割を果たした（とくに、前ヒポクラテスのイオニア学派、あるいはミレトス学派が代表）。例えば、タレス（万物の根源［アルケー］は水）、アナクシマンドロス（万物の根源は無限なるもの）、ピタゴラス（万物の根源は数）、ヘラクレイトス（万物は流転する）、デモクリトス（原子論）などが挙げられる。彼らは、自然（ピュシス）が、ありとしあらゆるものの真のあり方を示すものであると、とらえていた。これは、ハイデガーも強調するように、世界がイデアとか神による製作や創造の対象とは考えられなかった、ことが重要であろう。

こうした哲学について、例えば、評論家の竹田青嗣は、つぎのように要約している。宗教は、「世界とはなにか」を物語（神話）によって説明した。宗教のテーブルの中心は、「真理を知る人（教祖）」がおり、テーブルの上には教祖の言葉（物語）があり、その言葉が全てで、変えてはいけないものである。一方で、哲学は、物語によって世界を説明するのではなく、概念によって世界を説明しようとした。哲学のテーブルでは、いかに多くの人々が納得するような説明するかが重要である。そして、民族、文化の限界を超えて、探究され、展開していく。

一つの代表例として、イオニア学派のエンペドクレスによる、病気の原因としての四体液説を取り上げてみよう（図2）。彼は、以前の哲学者たちが考えた、万物の根源としての4元素、〈空気、火、水、土〉に対して、4性質、〈熱、乾、湿、冷〉が結びついているとした。さらに、これら4元素が、身体を構

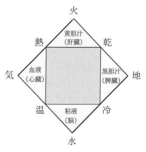

図2　四体液説

成する4液、〈血液、粘液、黄胆汁、黒胆汁〉と対応するとした。これら4液は、それぞれ、〈心臓、脳、肝臓、脾臓〉に由来している。これらのバランスが崩れた場合、刺絡、吸角、下剤、吐剤、発刊、利尿などを利用して治療する。この理論は、ヒポクラテスから、アリストテレス、ガレノスを通じて、その後の、支配的理論となった。もちろん、具体的な臨床観察と論理的な体系を持っているが、それを検証した科学的な根拠はないため、実際的な有効性は認められない。

・ヒポクラテス

ギリシャのみならず、古代世界を代表する医学者は、ヒポクラテスである（図3）。西洋医学の祖、医聖と呼ばれており、コス派に属する。ヒポクラテスは、前460年頃、トルコ沖にあるコス島で生まれたといわれている。かれはソクラテス、プラトン、アリストテレスとほぼ同時代の人である（後二者の著作に引用されている）。医学と哲学を学び、医者あるいは教師として、ギリシャ各地を遍歴したと言い伝えられるが、その生涯について詳しいことは分かっていない。

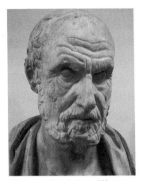

図3 ヒポクラテス（前460〜前370）　古代ギリシャの医師。コス島に生まれ、ペリクレスの時代に活躍した、西洋医学の祖

彼の著作は、『ヒポクラテス集典（全集）』

表2 ヒポクラテス全集（リトレ版）

巻	項目
1巻	古来の医術
2巻	空気・水・場所、予後、急性病の摂生法、同（後代の追加）、流行病1
3巻	流行病3、頭部の損傷、診療所において、骨折
4巻	関節、梃子の原理を応用した整復法、箴言、誓い、法
5巻	流行病2〜7、体液、予言、コス学派の予後
6巻	医術、人間の自然、健康時の摂生法、体内風気、液体の利用法、疾病1、疾患、人体の部位、神聖病、損傷、痔、痔瘻、食餌法、夢
7巻	疾病2・3、内科疾患、婦人の自然性、七ヶ月児、八ヶ月児、生殖、子供の自然性、疾病4
8巻	婦人病1・2、不妊症、処女の病、重複妊娠、胎児の切断除去、解剖、歯牙発生、腺、肉質、七
9巻	予言、心臓、栄養、視覚。骨の自然性、医師、品位、医師の心得、分利、分利の日、書簡集

（表2）として伝承されている。この集典は約70点からなっており、その編纂はヒポクラテスの死後100年以上経ってからとされ、内容もヒポクラテス派（コス派）の他、ライバル関係であったクニドス派の著作や、ヒポクラテス以後の著作も多く含まれると見られている。つまり、2世紀の長い間に、多くの人の手になるものが、ヒポクラテスの名称で集積されたものである。彼の実際の著作と想定されるのは、かならずしも系統だって一貫したものではないが、「古来の医術について」、「流行病、1、3巻」、「箴言」、「空気、水、場所について」、「誓い」など15編といわれ、その範囲は、診断、治療、予防にわたる幅広い内容を含んでいる。

　一般的に言って、ギリシャの医療はその大部分をエジプトから受け継いでいると指摘されているが、ヒポクラテス集典には、ギリシャで展開された一連の考え方や経験、態度を含めて、医学知識が集大成されている。なお、『ヒポクラテス集典』のどこにも、人体の学術解剖を行ったという記述はない。ちなみに、アリストテレスは、非凡な解剖学体系を打ち立てたが（「動物誌」）、人体解剖は一体も行っていない。その体系は、すべて、鳥類、爬虫類、哺乳類（とりわけ猿）などの解剖所見に基づいたものである。その意味では、ヒポクラテスも、こうした情報を把握、利用したものと思われるが、具体的な医療への影響については、それをうかがうことはできない。

・ヒポクラテス派の医療

　ヒポクラテス派の医療の特徴を見てみよう（表3）。「箴言」は、その医療の内容を箇条書きにまとめたもので、全体を見る上で役立つ。冒頭にマニフェストとして、「人の命は短く、医術は永遠である。好機は瞬時に去り、実験は危険がともない、判断は困難である」（「箴言1節」、表4）と述べている。これは、ヒポクラテス派の医療の見方と水準をよく示しているが、現代の医療においても普遍的な真実である。ただ、現代の医療判断学では、それにつけ加えて、医療は、確率的であり、不完全な情報しか得られず、不確実にならざるを得ないこと、しかも医療の結果が厳しく評価されることを強調する。その上、

表3　ヒポクラテス派の医療の特徴

医療の普遍的な特徴
事実の観察と神話からの離脱
環境の健康への影響
全体的な人としての病人
食事療法と身体的療法
自然治癒力の認識
観察と予後の重要性
原因と結果
体液バランス
医療・職業倫理

医療資源が限られているため、望むものを全て利用することはできないが、こうした状況の下でも、判断を下さざるを得ない、と述べることになる。

ヒポクラテス派の最も重要な功績のひとつに、医療を原始的な迷信や呪術、さらに古代の神話と宗教から切り離し、臨床（自然）と観察を重んじる経験科学へと発展させたことが挙げられる。「教訓2節」では、「「医術」という完全で正確な技術を身につけようとするならば、何よりも事実をその背景も含めてしっかりとおさえ、事実に徹底的に迫らなければならない」と指摘している（以下、訳は、英訳からの重複訳であるが、現代風で分かりやすい常石訳を参照している。ただ、適宜、変更を加えている）。

表4 医療の古代ヒポクラテス的見方と、現代の医療判断学的見方

ヒポクラテス	医療判断学
生命は短く	自然は確率的であり
技術は永遠である	情報は不完全である
好機は瞬時に移り	結果は評価され
実験は危険がともない	資源は限られており
判断は困難である	判断は不可避である

(Weinstein MC, 1980)

例えば、神話や宗教から離脱したことは、「神聖病」に典型的に示されている。その1節で、「神聖病と呼ばれる病気（現在のてんかん）について述べる。……とくに神秘的でも聖的でもなく、自然の原因で起こると思っている。彼ら（魔術師、祈祷師など）は何も知らず治療法もわからず、神をおしたてその背後に逃げ込み身を隠し、この病気を神聖病と呼び……。この病気の原因もほかの病気と同じで、身体に入るもの出てゆくもの、寒さ、太陽、絶え間ない風の変化によって起こる……」。

さらに、人間の健康が環境（空気、水、土地や食料など）の下で形作られることを指摘している。現在、病気の空間的、時間的分布とともに、その原因を分析する「疫学」の端緒として取り上げられることが多い。「空気、水、場所について1節」には、「第一に、各季節が人々の健康にどんな影響があるかを考えなければならない。……第二に、暖かい風と寒い風で……。さらに、水の性質についても考える必要がある。……住民の生活スタイルについても……承知しておくことだ」と指摘している。

これと関連して、現代の医療に流れているヒポクラテスの医療の特徴は、臨床的な患者への対応が全人的であることといわれている。「古来の医術について2節」でも、「医術は、病気、患者、それに医者の3つの要素からなっている。医者は医術の召使だ。患者は医者と協力して病気と闘

わなければならない」、「さらに診断の基礎となるのは、全体およびその地域の気候の状況であり、地域的特性であり、習慣であり、生活スタイルであり、各患者の仕事であり、年齢である」と指摘している。

治療では、つぎのように食餌法が重要と考え、それに運動が関連するとしている。ただ、古代ギリシャの食餌法は、ひろく生活様式を意味するため、食べ物、飲み物、運動、水浴、マッサージ、睡眠などを含んでいる。なお、薬としては、下剤と嘔吐剤が主なものである。「私が力説したいのは、人間の食餌法について正しいことを書き記そうとする者は、まず人間一般の自然性を知り、そのうえでなおよく知らなければならない、ということである。……。食物と運動には相反する効力があり、それらは互いに補い合って健康に役立っている。」(「食餌法について1節」)。

また、「医術8節」で、「われわれは、自然および医術が与えてくれた手段で、病気に打ち勝つ力をもっており、この分野の職人であるが、それ以外ではない」と述べ、さらに「古来の医術1章」で、「自然が治療しているのに、ほかにどんな治療が必要なのだろうか」と記述している。そして、「病気を癒す者は自然である。自然は、癒すてだてを自分で見つけることができる。……自然は、なにも教わったり学んだりせずに、必要な処置を施すことができる」(「流行病6巻」)と述べており、基本的には医療とともに、自然治癒力の役割を認識し、重視している。

ヒポクラテス派の医療では、予後(病気が将来どのような経過をとるか)を重視して、「私は医者が予測をすることはすばらしいことだと思っている。……現在、過去、そして未来にわたり、発見し、明らかにし、患者の説明の隙間を埋めるなら……。さらに治療は、現在の病状から今後どうなるかを前もって知っていれば、最善のことができるはずだ」(「予後1節」)と述べている。これは、医者だけではなく、患者にとってより重要な情報である。こうした予後の予測は、詳細な病気の経過の観察の集積から可能となる。例えば、「箴言2節」で、「急性病は14日以内に分利(高熱の低下)を迎える」と述べたり、「流行病1巻、3巻」では、数々の症例について、きわめて詳細な症状の経過とともに、治療への反応などを記録していたりしている。

これまで要約して示したヒポクラテス派の医療の特徴からみると、かれらは、注意深い観察に基づき、原因と結果について推定を行っていることがわかる。もちろん、当時は、まだ科学的方法は開発されていないため、

因果関係を確立することはできないが、科学的な経験を目指して、大きな一歩を踏み出している。

　一方で、ヒポクラテス派は、病気は4種類の体液の混合に変調が生じた時に起こるという四体液説を唱え、これに基づいた医療行為を行っていた。「人が掛かる病気は、すべて体液の力によっておこる。……体液の組み合わせが力を持ち、要因の種類によって変化する。……人間が一番よい状態にあるのは、体液が完全にならされ安定し、何らの力も持たないときだ」（「古来の医術について1節」）。また、「人間の身体は、血液、粘液、黄胆汁、それに黒胆汁をもっている。これらが人の身体の本性をつくり出している。また、人はこれらによって病気になったり、健康を満喫したりするのだ。もっとも、健康を満喫できるのは、これらが互いに適切な比率で混じりあい……」（「人間の本性について4節」）、と述べている。ただ、体液説にも関連する〈熱、冷、湿、乾〉といったものが、一つあるいは二つで、根本原因と仮定することについては、否定している（「古来の医術について1節」）。ヒポクラテス集典には、さまざまな矛盾した記述が存在するが、それは集典の成立過程からも理解できるものである。それにあまり拘泥すると重要な点を見失ってしまう。

・ヒポクラテス派の医療倫理

　最後に、医療ないし職業的な倫理について、見てみよう。ヒポクラテス派は、当時の民主制の社会を反映した、医者－患者関係と倫理に基づいて医療が実践されていた。例えば、「古来の医術について2節」において、「自分の病気がどうやって起きたのか、原因は何なのか、そして病気の悪化あるいは回復の理由を自分の力で知ることは、一般の人には難しい。……医者がもし、一般の人への説明が理解されず、また聴衆を納得させることができないなら、医術の真実をつかんでいないことになる」と述べているが、これは、現代の生命倫理における、〈自律尊重〉のインフォームド・コンセント（十分な情報の提供と同意）の雛形といえよう。また、「流行病2節」では、「病気に関していえば、次の2つのことを習慣にせよ。助けよ、そして少なくとも傷つけるな」と述べている。これは生命倫理の〈無危害〉、〈恩恵〉の原則と対応したものである。最後に、「誓い」では、医学知識の善用に努め悪用はしない、患者との関係を利用しない、ということが述べられており、職業倫理として現在も取り上げられることが多い。現在の生命倫理から、パターナリズム（父権主義）との批判もあ

るが、当時としては極めて先進的な内容となっている。

・ヒポクラテスと現代医療

19世紀以降の西洋医療は、ヒポクラテス派の医療から距離をおいたものとなっている。診断で病名を特定し、それに対して専門の治療を行うことに重点を置いてきた。これは、クニドス派に近い。その意味では、ヒポクラテス派の医療が消極的と、批判されることも多い。しかしながら、現代の医療の見直しの中で、表3に挙げたヒポクラテス派の医療が再び注目を浴びている。ツィオムパナウらは、「ヒポクラテス、今も時間を超越した」という論文で、医療の根拠を収集し評価する点から（当時は、臨床試験も無いため、もっとも水準の低い専門家の意見であるが）、現在の根拠に基づく医療（EBM）の先駆としている。さらに、患者を第一とし、一人ひとりの患者に対する全人的でしかも個別化した医療を提供していること、さらに症例の観察記録を集積し、医療と教育に利用していることなど、時間を超越して、現在にも通じることを強調している。

このように、確かに、ヒポクラテス派は、患者の状態や予後について、臨床での鋭い観察を行い、それを系統的にまとめている。それは、これまで述べてきたように、神話から離れ、自然に対する哲学的な論議に基づく、画期的な転換である。しかしながら、こうした論議は、あくまで観察された現象をめぐるものであり（現象論）、その現象の基になっている、病気の構造や機能については（実体論）、ほとんど当時は分かっていなかった。そのため、自由な論議を戦わせても、実証的にはあまり実りあるものとはならなかった。そうした典型例が、四体液論といえよう。仮説としては意義深いが、それを実験、検証する手立ては、当時、存在しなかった。それが、検証（反証）されるには、一千年を越える時間を要することになる。

実に、ギリシャ人は人間的活動のほとんどあらゆる領域にわたって卓越していたが（例えば、美術を見よ）、科学の創造には貢献するところが少ない。それは、繰り返すと、ギリシャの自然哲学が、帰納的よりも演繹的なところに特徴があったところによる。ただし、科学的な検証という方法は、まだ手にしていなかったのである。

こうした観察に基づく当時の古代医療が果たした役割は、どの程度のものであろうか？　そうした、推論の手がかりを与える、医療の論評を見てみよう。1970年代末、米国の医師、インゲルフィンガー（図4）が、国際

的に著名な医学雑誌、NEJM（ニューイングランド・ジャーナル・オブ・メディシン）に巻頭言を書き、当時、医学界で大きな反響と論議を呼んだ。以下に要約してみよう。

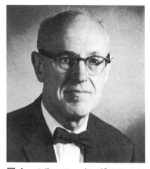

図4 フランツ・インゲルフィンガー（1910 –1980）
アメリカの著名な消化器学の医師、NEJM の編集長を努めた

彼によると（図5）、現代医療の下で、80％の患者は、自己限定的な（self-limited）障害や状態であり、現代の医療によっても、改善不可能である。したがって、医者の行為は、害でない限り、基本的な障害の経過や、こうした状態に影響しない。10％をわずかに越えるぐらいしか、医療介入が劇的に成功しない（例、外科医によ

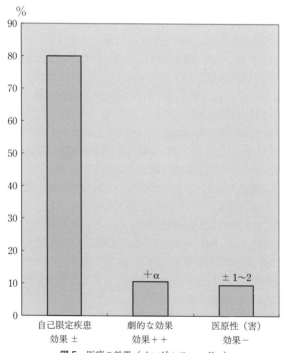

図5 医療の効果（インゲルフィンガー）

る外傷の処置や、内科医による抗生物質の投与、小児科医による、酵素欠損症の幼児から、吸収・代謝ができない食物の除去、など）。しかし、残りの9%は（1～2%の上下はあれ）、医者は、不十分な診断や治療により、不運にも、患者は医源性の問題を受ける。したがって、患者の医療による会計収支は、ゼロ近くの肯定側となる。

　古代では、病気の90%以上は感染症（呼吸器、消化器）であった。それに、戦争などの死傷が加わる。したがって、医療による劇的な健康改善は、感染症に対する抗生物質もなく、外科処置に対する殺菌や感染予防がないため、ほとんど期待が出来なかったであろう。つまり、現代での自己限定疾患は、古代では、多くの治療無効の疾患と、一部の自己限定疾患と考えられる。また、効果の不明な医療による有害作用も、大きかったであろう。つまり、期待されるのは、感染症にしても、軽症の自己限定的なものの治癒に限られ（自然治癒と同じ）、ヒポクラテス集典に記載されている多くの治療は、それを補助するぐらいのものであり、中等症や重症では病状や経過に影響を与えないと予想される。そうしてみると、当時の医療の収支は、かなり負に傾くと考えられるが、それでも自己限定的な疾患の割合は、かなり高かったであろう。こうした医療の状態は、古代のみならず、中世、近世、近代にまで続いたものと考えられる。

・**アテネの疫病**

　感染症流行の歴史は古い。人類史の大半、現在に至るまで、最大の脅威の一つであった。とくに定住農耕により、その危険性が高まったが、都市化は、それをさらに加速させた。感染の病原体は、微小で増殖率が高く進化も早く、感染した宿主に障碍を与え、最終的には死にまで至らせてしまう。しかも、大流行した場合には、地域だけでなく文明をも崩壊させる。

文明が開始されたエジプトや中国の文書、さらには旧約聖書にも、それをうかがわせる記述がある。

　前430年から前429年に2度に渡り起こったアテネの疫病（図6）は、詳細な記録が行われた初めての例であり、歴史の流れを変えた衝撃的な出来事で

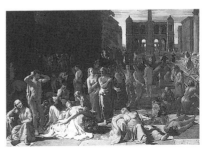

図6　アテネの疫病（Sweerts M, 17世紀）

あった（ツキディデス『戦史』には、「死亡率がどんどん上昇した。死にかけている人が積み重なり、半死半生の人間がよろよろと通りをさまよい、水を求めて泉という泉に群がった。寝泊りしていた聖地にも、そこで死んだ人々の死体があふれた。疫病が蔓延し、自分の行く末がわからなくなると、神聖だとか冒涜だとか、何もかもどうでもよくなったのだ」と記述されている）。

エチオピアで発生したとされる疫病が、エジプトを経由して、突如、アテネを襲った。この疫病は、高熱、舌・咽頭の出血、皮膚の発赤と膿疱、嘔吐・下痢、痙攣が主な症状であり、その原因としては、麻疹、ペスト、発疹チフス、天然痘などがあげられ、エボラ熱まで上げられたが、確定されておらず、最近の埋葬遺体のDNA検査からは、腸チフスが疑われている。

疫病が襲ったのは、スパルタとのペロポネソス戦争の最中であり、スパルタ軍に城砦を包囲されたアテネの住民（市民、奴隷、外来者）、さらに軍隊の4分の一から3分の一が、この病により死亡した。その数は20万近くに及ぶと推定される。また、古代ギリシャ最大の政治家であり、その時の指導者、ペリクレスも、前429年、疫病により死亡した。当時、ヒポクラテスは、アテネから少し離れたテッサリアに住んでいたといわれるが、『ヒポクラテス集典』には、アテネの疫病について、まったく記載が残されていない。ただ、こうした感染症については、当時は原因も不明であり、ヒポクラテスをはじめ、ミアズマ（瘴気）説を提唱していた。ミアズマとはギリシャ語で「汚染」を意味する言葉で、腐った物や人、汚れた沼などから出る汚染した空気を意味していた。しかしながら、ツキディデスは、患者を世話した人が非常に罹りやすいと記しており、接触して伝染という考えが無くもなかった。ただ、有効な治療法・防疫法も開発されていないため、流行病を重視したヒポクラテス学派といえども、ほとんどなす術はなく、医師たちも多数、疫病に屈し死亡した。

アテネは疫病後、急速に衰退し、30年近くにおよぶスパルタとの戦争に敗れ、荒廃と絶望の底に沈んだ。前にも述べたように、ギリシャ哲学のプラトン、アリストテレスたちが輩出したのは、アテネの衰退期にはいってからであり、まことに、「ミネルヴァの梟は、迫り来る黄昏に飛び立つ」のであった。なお、この疫病は、その後、跡を残すことなく消え去り、比較的長期間、地中海世界では、これに比肩するような疫病は発生していな

い。

・小さな情報革命の偉大な遺産

　ヒポクラテス集典のような、医療や医学の経験が2000年以上を経過して、現在まで伝わっているのは、奇跡と言ってよい。どのようにして、これらが記録・集積され、さらに保存・伝承されたのであろうか。これらの資料は、手書きで写され、伝承されたのである。記録をする材料は、最初は、世界各地での石や樹皮、粘土板であった。ついでエジプトのパピルスの紙が発明され（前3000年頃）、その後、ずっと主要な材料であったが、さらに羊皮紙がそれに加わった（前2C）。書物は、基本的には、奴隷や職人により手書きで写された（写本）。パピルスは、表裏両面に書けず、折りたたみも出来ないため、長い巻物となり不便であった。羊皮紙では、両面に記載でき、現在の本の形となり（冊子）、利用が簡便で、持ち運び、保存も容易となった（1世紀頃）。

　こうした発展により、書物の集積と保存、利用が可能となったが、特記すべきは、前3C頃、ヘレニズム時代、エジプトのナイル河口に繁栄した国際都市、アレクサンドリアに巨大な図書館が出現したことである。この図書館は、学術機関（ムーゼイオン）が併設され、その蔵書は50万冊（一説に70万冊）ともいわれ、研究と情報の一大中心地であった。しかしながら、この図書館は、古代の最も著名な図書館であったが、唯一無二ではなかった。ヘレニズム時代の終わりまでに、東地中海のほぼ全ての都市が公共図書館を持っており、図書館の数は増加し続けた。

　図書館と学術機関の活動は、小さな情報の革命といってよく、医学に限られず（天文学、幾何学、哲学、文学なども含め）、それまでの経験と知識が、集積され、さらにまとめられ、体系化されていったといえる。ただし、こうした手作業的な状態から飛躍し、情報の本格的な革命が生じるには、15世紀半ばのグーテンベルグの活版印刷を待たねばならなかった。

　残念なことに、アレクサンドリアの図書館・学術機関は、紀元の転換期に、戦乱の破壊と火災により、忽然と消えてしまった。しかも、考古学的発掘によっても、その痕跡さえ不明である。そのため、ギリシャの文化遺産は、その多くが失われたのである。例えば、医学については、ギリシャのヒポクラテスから、その後のローマのガレヌスまで、受け継がれた古代医学の伝統は、そのまますんなりと中世西欧社会に引き継がれたわけではなかった。

古代のすべての伝統は、その後、ビザンチンを経由して、ペルシャにいたった。アラブ人が、アリストテレス（図7）やプラトンなどの哲学記録や、ユークリッドの幾何学書、ヒポクラテスの医学書などを、精力的にアラビア語に翻訳し、利用したのである。それは、アラブ世界の8世紀から15世紀の学問の発展に大きく寄与した。実に、古代ギリシャ、ローマの地中海文明を継承したのは、アラブ人であった。中世ヨーロッパでは、キリスト教の覇権のもとで、古代ギリシャ、ローマの古典には、

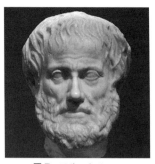

図7　アリストテレス
古代ギリシャの偉大な哲学者。万学の父と呼ばれ、科学が生まれるまで2000年の間、絶大な権威を誇った。

1000年近く関心が払われなかった。アラブに伝承されたものが、西欧に逆輸入されることにより、西欧でのルネサンスが花咲くことになる。

表5　アリストテレス全集（岩波版）の項目

巻	項目
1巻	カテゴリー論、命題論
2巻	分析論
3巻	トポス論、ソフィスト的論駁
4巻	自然学
5巻	天界について、生成と消滅について
6巻	気象論、宇宙について
7巻	魂について、自然学小論集、気息について
8巻	動物誌（上）
9巻	動物誌（下）
10巻	動物論三篇
11巻	動物の発生について
12巻	小論考集
13巻	問題集
14巻	形而上学
15巻	ニコマコス倫理学
16巻	大道徳学、エウデモス倫理学、徳と悪徳について
17巻	政治学、家政論
18巻	弁論術、アレクサンドロス宛の弁論術、詩学
19巻	アテナイ人の国制、著作断片集1
20巻	著作断片集2

現在、オックスフォード大学などに収載されている、1000冊近くの古典叢書は威容を誇っている。しかしながら、注意しなければならないのは、その大部分は中世の写本からの複製であり、著者の原典は失われているため、それとの隔たりが不明なことである。

　『ヒポクラテス集典』は、こうした歴史的な展開の成果であるが、それと対比するために、同時代人のアリストテレスの集典を見てみよう。アリストテレス（図7）は、近代科学が生まれるまで、2000年の間、哲学の最大の権威とされてきた。彼の著作は、日本では『アリストテレス全集』全15巻として翻訳されている（表5）。ただ、彼が生前に公刊した著作だけでなく、彼の膨大な蔵書も、先に述べた戦乱により、ことごとく灰燼に帰した。収録されているのは、講義に用いられた草稿と、その後の写本である。その内訳は（表4）、運動の法則から生命現象まで、ほとんどあらゆる自然現象についての研究が集積され、おおまかに分類、体系化して、まとめられている。これは、図書館と付随する研究機関の、十分とはいえないまでも、偉大な成果である。そこに記載されている一般的な理論は、近世のさまざまな研究者達にとって、その真偽を検討する反面教師として、大きな目標となった。その中で、個別の科学が一つ一つ成立していったのであり、その意味で、アリストテレスは、近代科学の確立に大きな貢献を果たしたのである。ヒポクラテスは、そこまでの役割はないにしても、西洋医学の源流として、重要な意味を持った。

◉古代ローマ
・古代ローマの興隆
　前8Cごろインド・ヨーロッパ系（アーリア人）のラテン人がイタリア半島中部に定住し、都市国家を形成した（表6、図8）。ローマは、オリエントの辺境に位置し、当初は農業が主であったが、ギリシャと同じように土地が痩せて農耕には向かず、その後、交易がおもな産業となった。そのために、多国からの移住者を積極的に受け入れた。政治的には、大土地所有の貴族層と、農民の重装歩兵の平民層との共和制であった。

　マケドニアのアレキサンダー大王が築いた帝国により地中海交易が隆盛したが、征服先を東方に向けていたため、西方のイタリア半島は放置されており、西方のローマはその影響を享受し発展した。しかしながら、アレキサンダーの死後、マケドニアは急速に没落した。その間、西方で交易を

行っていたローマは、競合するカルタゴと利害対立が激化し、戦争に突入した（ポエニ戦役）。100年間、3次にわたる戦争ののち、前146年にローマが勝利し、ローマは地中海交易を独占した。ローマは、法律や制度の整備により、植民地には、納税、貢納、穀物供給などの義務を果たせば、地域共同体の一定の自治権を認め、交易活動に自由に参入することを許可するなど分割統治をして、商業活動を活性化した。

しかしながら、前1C頃、貴族層と平民層との間の格差が拡大し、暴動と内乱が頻発し、その状態が一世紀近く続いた。貴族層は、没落した平民を私兵軍団として雇い、遠征を行い、勢力を拡大した。その中で、カエサルは、クーデターを起こし独裁官となったが、富裕層の反感を買い暗殺された。その後、オクタヴィアヌス（アウグストゥス）が、前27年、元首（プリンケプス）として、富裕層と民衆など諸勢力の間のバランスをとりながら、独裁を行い、実質的な帝政が開始された。これ以降、5賢帝の時代が続き、200年間、政治が安定し、経済的にも反映し、〈ローマの平和〉（パックス・ロマーナ）と呼ばれた。

公用語はラテン語を用い、常備軍の配置、ローマ法、貨幣の発行、度量衡の統一、ローマの生活様式など、政治・経済制度を作り上げ、帝国の拡大・発展がすすめられた。公共事業としては、延べ8万5千キロにおよぶ道路網、上下水道、港湾施設、公共施設（公共浴場など）が整備された。こうした社会基盤整備により、西はヒスパニアから、東はエジプト、シリアにおよぶ、地中海世界の交易ネットワークを構築した。

ローマ帝国の支配の基本原理は領土拡大政策であったが、2Cはじめには最大版図に達し、経済成長は滞り財政は悪化し、民衆の不満や暴動が生じた。そのため、植民地の人々にも市民権を与え、税収や貢納など財源の拡大を図ったが、一時的な効果しかなく、植民地の有力者は政治的権限を強化することになり、独立反乱を起こすものが多数生じた。

一方、165年から180年に

表6 古代ローマの歴史（西ローマ帝国滅亡まで）

年代	項目
前8C	ラテン人イタリア半島に定住
前146	ポエニ戦役勝利
前27	ローマ帝政の開始
96	五賢帝、パックス・ロマーナ
165	アントニヌスの疫病
313	キリスト教公認（ミラノ勅令）
330	東方遷都（コンスタンティノープル）
375	ゲルマン人の大移動
395	ローマ帝国東西分裂
476	西ローマ帝国滅亡

かけて、アントニヌスの疫病がローマを襲い（天然痘や麻疹と考えられている）、帝国の人口の 1/4 から 1/3 が死んだといわれており、ローマの混乱と没落に拍車をかけた。疫病の恐怖と不安により、キリスト教は急速に広まり、それを背景として、313 年にはミラノ勅令により公認され、392 年には国教となった。

　混乱と衰退の中で、各地の軍団が皇帝を擁立して覇権を争う〈軍人皇帝時代〉となり、その収拾のために〈四分統治〉により分割統治を試みたが、内戦状態となった。コンスタンティヌス帝が内戦に勝利し、再統一を果たしたが、330 年には、東方のビザンティウム（コンスタンティノープル）に遷都した。これはローマを中心とする西部の支配を放棄したといっても過言ではなく、オリエント・アジアの東方との交易を選択するものであり、これにより財政難を解消した。しかしながら、地球の寒冷化にともない、ゲルマン人は、375 年ごろ大移動を行い、西ローマ帝国に侵入した。その後、395 年、ローマ帝国は東西分割されたが、西ローマ帝国は放棄された状態に近く、経済的にも困窮し防衛対策も十分に行えず、ゲルマン人により 476 年に滅ぼされた。

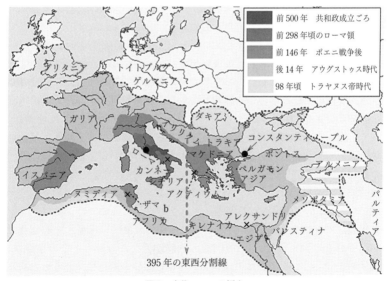

図 8　古代ローマの領土

ローマの文化は、基本的にはギリシャを踏襲するものであり、独自のものは少ない。その特徴は実利（功利）的な点にあり、法律、軍事、建築の分野では、いくつかの大きな成果をもたらした。先にも述べたように、とくに、土木・建築に優れており、道路網、上下水道、闘技場、公衆浴場、凱旋門など、数多くの公共施設を残した。文学ではヴェルギリウスのローマ建国叙事詩『アエネイス』、キケロ『国家論』、歴史ではプルタルコスの『英雄列伝』、タキトゥス『ゲルマニア』、哲学ではストア派、セネカ『幸福論』、マルクス・アウレリウス『自省録』、自然科学ではプトレマイオスの天動説『アルマゲスト』、プリニウスの百科全書『博物誌』などを数えるのみである。

・古代ローマの医学

　ギリシャ医学は、前500年から1,000年間つづき、その後、中世の医学が、500年から1500年まで1,000年間つづく。ギリシャ医学は、植民地におけるヒポクラテス派の臨床観察による重要な発展を見たが、アテネやスパルタの没落とマケドニア帝国の成立にともない、文明および医学の中心は、あらたなエジプトの都市アレクサンドリアに移った。アレクサンドリアは、ギリシャやオリエントの文化の坩堝となり、科学技術におけるいくつかの偉大な成果を挙げた。ユークリッドの幾何学、『原論』、アルキメデスの数学・力学がその代表的なものである。

　アレクサンドリアは、医学においても、人体解剖が公認された唯一の先進的な場所・時期であった。前300年頃、ヘロフィルスが解剖学の全分野において（眼、脳、血管、十二指腸など）優れた記録を残した。知覚麻痺や運動麻痺の部位での違いを観察しており、脈拍を測定するために水時計を利用した。その後、エラシストラトスも偉大な解剖学者として活動し、脳・小脳、心臓、動静脈の詳細な記述を行った。また、知覚神経と運動神経の違いや、食物の代謝や不感蒸発なども検討している。最初の病理解剖の観察者であり（肝硬変）、ヒポクラテス派の〈体液病理〉から離れ、〈固体病理〉に傾斜した。彼は、原子を重要な要素と考え、空気中のプネウマ（生気）により生命化されると考えた（プネウマについては、ヒポクラテス集典にも詳細な記述がある）。彼らは〈理論（原子）学派〉と呼ばれたが、それとは別に、第三の医学派、〈経験学派〉が現れた。この学派は、哲学的思弁とともに実験にも反対し、自己の観察や著作に記述された観察を重視した。治療も、観察に基づく類推により進められた。外科の領域に

おいては、この時代に著しく進展し、止血の縫合糸、包帯法改良、麻酔法の開発、さらに甲状腺、ヘルニア、白内障などの手術が開発され、外科が内科から分離し始めた。また、王侯貴族の毒殺に関連した毒薬学が研究された。

　ギリシャ医学の最後の展開はローマで進められた。前3C以来、ギリシャ人の医者がローマに流入したが、ローマ人の医者を凌駕し、最終的にはギリシャ医学が主流となった。ギリシャ医学は、ヒポクラテス派だけでなく、その他にも、多様な学派の前2C、ギリシャ人のアスクレビアデスが活躍した。彼はエラシストラトスを継承して、固体病理学および原子論的医学を進め、体液学派や経験学派に反対した。病気の原因を身体内の細孔を通過する原子運動の機械的障害と考えた。彼は、ヒポクラテス派の自然治癒力を否定し、その受動的態度を非難した。ただ、瀉血や下剤に反対し、食餌療法を信頼した。彼を継承して、前50年頃、新たな、〈方法学派〉が起こった。その内容は、原子論に基づくものであり、治療法を縮減して、少数の方法にまとめたものである。この学派の中で、最も有名なのは、ソラヌスであり（100年頃）、婦人科学や産科学、さらには精神病（うつ病、躁病、脳炎）での業績が残されている。こうした方法学派は、単純な理論のため、19C初頭頃まで影響力を持っていた。ギリシャ医学の最後の一派は、〈プネウマ学派〉であり、ストア哲学の強い影響を受けているが、病気はプネウマ（生気）の停滞や遮断により生じるとしている。この学派では、アルキゲネス（100年頃）が、四肢切断の縫合術、高度な薬剤、疾患の経過などの業績がある。また、プリタニウス（150年頃）は、糖尿病、破傷風、ジフテリアなどの優れた臨床的記述を残している。一方、ローマの薬物学では、皇帝ネロに仕えたディオスコリデスは、600種以上の薬用植物を記述するなど、生薬学の成果を上げた。

　30年頃、ローマの著述家、ケルススは、医者ではないものの、百科全書の先駆けとして、さまざまな医学の資料と文献を収集し、体系的にまとめている。『医学論』（表7）は、その代表であり、後のガレノスにも大きな影響を与えた。この本は、医者向けの専門書ではなく、市民向けの本として書かれている。序論は、ギリシャにおける医学の発展の歴史を要約している。1巻は、養生法として、飲食、運動、入浴、季節の影響など、日常生活の注意が記載されている。以下、ヒポクラテスに多くを依拠している。2巻では、内科疾患の診断・治療の基礎となる、徴候や治療時期、薬

剤、食餌などの詳細が記載され
ている。3巻では病気の概観と
分類、熱疾患、治療困難な疾患
の症状、診断、治療について記
述されている。4巻は、局所性
の疾患について同様な内容が記

述されている。5巻には、300種類に及ぶ薬物とその調合法（定量的）、全身におよぶ特徴的な病気、および創傷治療法などが記載されている。6巻は、身体の各部位における特徴的な病気とその薬物治療法が紹介されている。7巻は、身体全体と各部位ごとに起こる病気や障害の外科治療、8巻は、骨の形成と損傷、治療を取り扱っている。

　こうした情報の集積と体系化は医学の進展の折り返し点であり、体系化にともない思弁的な論理が大きな役割を果たすことになる。その意味では、初期の簡潔明瞭さが失われるが、その間にも、徐々に、解剖学、生理学、外科学、薬学、症候学など、科学的な医学の進歩が積み重ねられてきた。こうした歴史を背景に、ヒポクラテス以降、ヒポクラテス集典とともに、アレクサンドリアの医学、さらにそれ以外の医学情報を批判的に総合しつつ、創造的な光芒を最後に放ったのは、ペルガモンのガレノス（129〜216）である。

・偉大な医学者、ガレノス

　ガレノス（図9）は129年に小アジアのギリシャ植民都市、ペルガモンに生まれた。子供の頃から、幾何学、数学、論理学とともに、哲学（プラトン派、アリストテレス派、ストア派、エピクロス派）、さらにその後、医学を学んだ。さらに、アレクサンドリアなどに遊学し、故郷にもどり剣闘士の医師の公職に就いた。そして、ローマへ移り、医師として目覚しい活躍をし、皇帝マルクス・アウレリウスの信任を得た。166年、「アントニヌスの疫病」を逃れるために一時帰郷するが、ローマに戻り、皇帝アウレリウスの息子の侍医を勤め、以後、ローマで過ごす。ガレノス

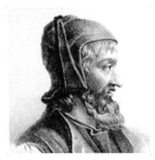

図9 ガレノス（129〜216）
古代ローマ時代の最大の医学者。彼の医学は、ルネッサンスまで、最も大きな影響力を及ぼしつづけた

は生涯に、200近くにおよぶ膨大な著作を著したが、そのうち70余りが現存する。その主題は、医学のみならず、論理学、哲学、文献学など多岐にわたっている。1820年代のキューン版全集では、全20巻、126篇、2万頁の膨大な著作が収録されているが（偽書が多数含まれている）（表8）、1914年以降、校訂版が刊行されつつある。

表8　ガレノスの諸著作（キューン版全集）

巻	項目
1巻	：医学概論、生理学 医学のすすめ、最良の学説について、 最良の医師は哲学者でもあること、 初学者のための諸学派について、 最良の学派について（偽作？）、 医術の構成について、医術、 ヒポクラテスによる元素について、混合について
2巻	：生理学、解剖学 自然の諸力について、解剖の手順について、 骨について、血管の解剖について、 神経の解剖について、嗅覚の器官について、 子宮の解剖について
3巻	：解剖学、生理学 身体諸部分の用途について
4巻	：解剖学、生理学、発生学、霊魂論 身体諸部分の用途について、筋肉の動きについて、 呼吸の原因について、呼吸の有用性について、 精液について、胎児の形成について、 血液は血管の中に含まれるのか、 我々の身体の最良の構成について、 良い習慣について、自然の諸力の実体について、 霊魂の諸作用は身体の混合に左右されること
5巻	：神経症学、霊魂論、保健学 霊魂が受けるダメージを知り・治療することについて、 霊魂の不全を知り・治療することについて、 黒胆汁について、脈の用途について、 ヒポクラテスとプラトンの学説について、 保健は医学か運動のどちらか？ 小球を使った運動について（偽作？）

巻	項目
6 巻	保健学、病理学 健康を維持することについて、食物の諸力について、 食物の良い・悪い水分について、夢の診断について、 病気の種類について
7 巻	：病理学 病気の原因について、諸症状の違いについて、 諸症状の原因について、熱の違いについて、 病気の経過について、全体的な病の経過について、 充満について、震え、動悸、痙攣、硬直について、 ヒポクラテスによる昏睡状態について、 麻痺状態について、非自然的な腫瘍について、 不均衡な状態について、呼吸困難について
8 巻	病理学 病気の経過について、全体的な病の経過について、 充満について、震え、動悸、痙攣、硬直について、 ヒポクラテスによる昏睡状態について、 麻痺状態について、非自然的な腫瘍について、 不均衡な状態について、呼吸困難について 罹患した部位について、初学者のための脈について、 脈の違いについて、脈見について
9 巻	：病理学 脈の原因について、脈から予見について、 脈についての概略（偽作？）、発作について、 分利日について
10 巻	：治療法 治療法について
11 巻	：治療法、瀉血法、薬学 グラウコンへの治療法について、瀉血について、 エラジストラトス派に対する瀉血について、 瀉血による治療の理論について、下剤の諸力について、 癲癇の少年の治療案内、単体薬の諸力について
12 巻	：薬学 単体薬の諸力について、場所による薬剤の複合について
13 巻	：薬学 場所による薬剤の複合について、 類による薬剤の複合について

巻	項目
14 巻	：薬学 解毒剤について、毒に対する特効薬について（偽作？）、 簡単な治療について（偽作）、言あるソフィズムについて、 エピゲネスのための予後判断について、 概論あるいは医師（偽作）
15 巻	：ヒポクラテス注解作品 ヒポクラテス「人間の本性について」注解、 ヒポクラテス「健全な食物の理について」注解、 ヒポクラテス「食物について」注解（偽作）、 ヒポクラテス「急病の食物について」注解
16 巻	：ヒポクラテス注解作品 ヒポクラテス「体液について」注解、 ヒポクラテス「予言」注解
17A 巻	：ヒポクラテス注解作品 ヒポクラテス「伝染病」注解
17B 巻	：ヒポクラテス注解作品 ヒポクラテス「伝染病」注解、 ヒポクラテス「アフォリスム」注解、
18A 巻	：ヒポクラテス注解作品 ヒポクラテス「アフォリスム」注解 リュコス反駁、ユリアノス反駁、 ヒポクラテス「関節について」注解、 包帯について（偽作？） ガレノスの「包帯について」注解から
18B 巻	：ヒポクラテス注解作品 ヒポクラテス「予後判断」注解 ヒポクラテス「骨折について」注解、 ヒポクラテス「医師の仕事について」注解、 筋肉の解剖について

巻	項目
19巻	：自伝的著作、偽作群 いかにして仮病を見抜くか、我が著作について、 我が著作の順番について、語彙集（偽作？）、 動物は子宮の中で生きているか（偽作）、 ヒポクラテスの見解における急病における 食物の理について（偽作）、哲学の歴史（偽作）、 医学的定義群（偽作）、質は非物体的であること、 体液について（偽作）、予見について（偽作）、 真の予知について（偽作）、瀉血について（偽作）、 尿について（偽作）、尿について概論（偽作）、 ヒポクラテスとガレノスにおける尿について（偽作）、 アントニウス宛の脈について（偽作）、 事物の被作用性について（偽作）、 メランコリーについて（偽作）、 重さと長さについて（偽作）
20巻	：ラテン語による用語索引

（「ガレノス研究の新ラウンジ」より）

・ガレノス医学の特徴

　ガレノスは、生涯、ヒポクラテスに対して尊敬を表明し、著作集の3割近くはヒポクラテス集典の注解に費やされている（ただし、自分自身の経験や思考により検討を行っている）。彼は、実践に基づく医学を念頭に置き、自然に問いかけ、患者を注意深く観察し、そこから慎重な推論を行っている。診療に際しては、当時のローマの風習として、複数の医者と論議をするなかで方針を決定している。また、既存の知識や見解についても、彼なりに吟味を行っている。その意味で、彼は、教条主義者でもなく、経験主義者でもなく、方法主義者でもないと主張しており、いわゆる折衷主義であった。ただ、ガレノスの著作は冗長で攻撃的であり、自己賛美的である点は否定できない。

　ガレノスは、当時、第一級の解剖学者であり生理学者であった。現在から見て、ガレノスの誤りが膨大であるのは当然であるにしても、大きな貢献を果たしている。解剖学については、それまでの解剖の知見を集積するとともに、アレクサンドリアなどで観察した人体解剖や人体骨格、さらに、ローマなどで自身が行った、動物（マカク［尾なしザル］、豚など）

の多数の死体解剖と生体解剖の知見を総合して、身体の構造と機能（筋肉と運動）についての理論を構成した。また、脳と脳室を記載し、延髄を脳の一部と確認している。さらに知覚神経と運動神経、動脈と静脈の構造の区別を行った。

　ただ、ギリシャやローマの習慣にしたがって人体解剖は一切行っていないため、人については限定された知識しかなく、人体解剖の所見については、16Cになり、ヴェサリウスの『人体の構造について』（ファブリカ）により大きく反証された。例えば、心室中隔には穴は通じていないことを示し、頭蓋骨や下顎骨、胸骨、筋肉、肝臓、子宮なども含め、200項目近くにおよぶ大幅な訂正を行ったと指摘されている。しかしながら、ヴェサリウスは、ガレノスに深く学んでおり、彼の『解剖指南』と同じ順序で各部を記述している。

　ガレノスの実験生理学は、実際の生きた動物に基づくもので、より傑出したものである。豚などの生体実験により、気管と食道の間の溝を通って喉頭へ行く反回神経の機能を明らかにした。これが結紮（けっさつ、縛る）・切断されると声を失う。また、呼吸と発声に関して筋肉と神経の示説も行い、肋間筋の切断や神経の麻痺により、発声が出来なくなることを示した。さらに、動物の脊椎の解剖を行い、正確な椎体と脊髄を記述し、脊椎からの神経の分布と経路を明らかにするとともに、各種のレベルでの脊髄の切断による、神経学的な麻痺症状も検討している。尿は膀胱ではなく腎臓でつくられ、そこから送られることを見るために、生きた動物の尿管を結紮することにより明らかにした。また、大腿動脈を結紮して、動脈は空気ではなく、静脈と同様に、血液を運ぶものであることを証明した。

　ただ、こうした実験に基づく観察は目覚しいものであるが、それ以外のガレノスの生理学説の大部分は、諸学派の寄せ集めであり、著作の間に分散して書かれ、必ずしも首尾一貫したものではなかった。例えば、ガレノスは、血液の循環を想定しておらず、心臓の中隔の孔を通って心臓の右から左へ静脈血が移動すると考えていた。中隔の孔はヴェサリウスに否定されたが、さらに17Cに、ウイリアム・ハーベイが血液循環を証明した。また、現在では荒唐無稽で思弁的な生理学として、ガレノスは、肝臓は胃からの食物を静脈血に変える栄養摂取の中心器官であり、静脈血は静脈を通じて前身に配分される。静脈血の一部は、心臓で、肺から取り込まれたプネウマ（生気）を受け取ると考えた。そして、これで活力を得た動脈血

が動脈を通じて全身に配分される。脳は、理性・自発運動・間隔の源であり、脳を基点とする神経系を通じて全身と連絡し、神経は、動脈・呼吸器から脳室に蓄えられた、独自のプネウマの供給を受けると考えた。

　こうした思弁的な体系化は、ガレノスが自身を哲学者であり、医者であると名乗っているように、哲学の大きな影響によるものである（実際、彼は哲学や修辞学についても執筆している）。例えば、プラトン『ティマイオス』は、最も広く読まれていた著書であり、宇宙、人間について論じている。その中で、人体は宇宙になぞらえられ、理性、激情、欲望の３種類の魂が、その各部に割り当てられ、理性が頭、激情が心臓、欲望が腹部臓器にあるとされた。これは、ガレノスの生理学説の重要な根拠となっており、上記の循環の考えにも反映されている。また、アリストテレスの目的論やキケロ派の影響も強い。これは、動物を含めた自然の秩序に、造物主の意思を認め、「自然は何も無駄に行わない」と主張するものであった。それを受けて、ガレノスは、すべての生き物の解剖学的部分は、造物主によって目的をもって創造されたと主張し、生理学的な働く原理として〈能力〉（ファカルティ）があるとした。

　こうした思弁的で形而上学的な考えは、観察と実験による考えとは対照的なものである。ヒポクラテスの項でも指摘したが、哲学者の木田元によると、ギリシャ本来の思考では、〈自然〉（フュシス）は、おのずから生成し、変化し、消滅するものであった。それが、プラトンでは、自然は造物主（デミウルグ）がイデア（形相）に基づき制作するための単なる〈質料〉（ヒュレー）とされてしまい、アリストテレスでは、この図式が、形相を可能性として含む質料である〈可能態〉と、それが実現化された〈現実態〉とに組み替えられた。しかし、アリストテレスも、こうした目的論的な、可能から現実への継続された運動の究極を、〈純粋形相〉とか〈神〉と呼んでいる。装いは新たになったように見えても、いずれも超自然的な思考様式が中心となり、支配していることになる。

　そのため、病気に原因については、ヒポクラテスの体液理論に従い、ガレノスも、４体液（血液、粘液、黄胆汁、黒胆汁）に、４性質（熱、冷、乾、湿）の２つの組み合わせを関係付け、それらに従い、疾病が起き、個人の気質が違ってくると考えた。また、前にも述べたように、生命に関する根源的原理はプネウマ（生気）であり、脳内の動物生気が運動、知覚、感覚をつかさどり、心臓の生命生気が血液と体温を統御し、肝臓にある自

然生気が栄養の摂取と代謝をつかさどると主張している。さらに、夢はダイモンと呼ばれる神的なものから来ており、理性的な霊魂がこの実体であり、人間を導くと信じていた。霊魂には神的な予言の力があり、それが夢の源泉であると考えた。

　ガレノスの診療についてみると、診断については、病歴を重視しており、ヒポクラテスと同様に熱の分利（急激な低下）なども参照している。さらに、新たに、脈拍も、ヘロフィロスに遡る古代の伝承に依拠して用いている。そのほか、体温、尿、便、汗、痰などについても検討している。治療については、ヒポクラテスの自然治癒力を基準としているが、それが十分でない時には、ヒポクラテスとは異なり積極的な治療を行った。特徴的なのは、病因、病気の特徴と予後、病理、環境などに基づき、治療の〈適応〉（インディケイション）をまず決定することであった。四体液病理に基づき、不調の体液から生じる邪悪な物質を排泄するとして、瀉血や下剤、浣腸がしばしば用いられた。その他にも、催吐剤、収斂剤、利尿剤などが挙げられる。薬剤については、多剤併用が中心であり、複雑な処方が用いられた。薬物については、ディオスコリデス（『薬物誌』5巻）らの薬学、博物学から素材を集め、自ら地中海世界の各地に赴いて薬物を集めた。植物が中心で、475種類のものを集めており、その他、動物、鉱物のものが含まれている。また、ヒポクラテス以来の、食餌療法、運動療法も、ひきつづき重視され用いられている。

・ガレノスの医学体系の意義

　以上のように、ガレノスは、ヒポクラテス以降のギリシャ医学を集大成した最大の医学者であり医者であった。そして、解剖学、生理学、病理学、治療学を通じた体系としてまとめている。ガレノス以降、医学の進展はほとんど見られず衰退した。そして、ガレノスの医学体系は、その後、1000年間、中世の時代を通じて、最も権威ある医学として流通した。そのため、ギリシャから続けられてきた、さまざまな学派による理論の競い合いはなくなり、体液学説が主流となり医学を支配し、停滞したのである。

　ガレノスの集大成した医学の体系は、どのような意味があるのであろうか？　研究としての医学では、解剖学、生理学、病理学において、事実の観察を深め、実験によりそれを確認することができた。その点では、ヒポクラテスの時代から500年近くを経て、大きな科学的な進展が認められた

といえよう。ただし、解剖学では、実際に解剖を行った動物による知見については、ほとんど問題は無かったが、観察が極めて乏しかった人体についての論説は、後世、その誤りを指摘された。また、生理学では、観察だけではなく、動物実験により、いくつかの素晴らしい成果をあげている。これは近世、近代への大きな遺産となっている。しかしながら、それを離れた領域である、目的論的で思弁的な体系については、現在見るべきものは残されていない。

　一方、医療の実践を見ると、診察においては、ヒポクラテス派の、臨床での症状や経過の観察、環境要因の考慮、全体的な人としての取り扱いなどについては、そのまま継続されて、現象的な知見が記録され、集積され、利用されていった。治療においては、ヒポクラテス派のように、自然治癒力を基準として、食餌や運動も利用されていた。また、外科的処置が改善され、薬物においても、これまでの知見が蓄積されて、その利用の範囲も広がっているが、その効果については検証されたものではない。しかも、根拠の無い四体液理論を重視するあまり、瀉血などの対症療法を用いることとなった。神話から離脱した医学が、その代わりに哲学により再び囚われたのである。この時代に医学において進展した科学的成果については、まだ、そのまま医療に利用できるような内容や水準に達していないことを忘れてはならない。後々検討することになるが、それは近代に至っての科学的発展でも、残念ながら同様である。

　こうしてみると、医療の分野においては、ヒポクラテスの時代で見られたような、飛躍した水準と比較すると、多少の改善は認められるものの、それほど大きな進展はないものといえよう。その意味では、「ヒポクラテスと現代の医療」の項で述べたように、古代における感染症中心の病気に対しては、当時の医療は効果的ではなく、医療の収支は負に傾いているであろう。

・古代ローマの疫病

　アテネの疫病でも述べたが、都市化が進むとともに、人口の集中と交易は拡大し、感染症の危険は極めて増加している。古代都市では衛生設備が未発達であったが、ローマは、上下水道、公共浴場など、公衆衛生的な対策が充実していたといわれている。また、水の供給システム以外にも、平民への穀物配給が行われており、これが栄養状態の改善をもたらした。無料の穀物配給の受給者は20万人近くに及んでいた。

こうした状態にもかかわらず、古代ローマにおいても、前4Cを皮切り
に少なくとも11回の疫病の流行を見ており、とくに2Cから6Cの間に
は、深刻な疫病の厄災に見舞われている。その最初の大きな疫病は、5賢
帝の最後、マルクス・アウレリウス・アントニヌス（121〜180）の治世の
165年に襲来した、「アントニヌスの疫病」である（図10）。この疫病につ
いては、医者が歴史上初めての記録を残している。それは、かのガレノス
であり、そのため「ガレノスの疫病」とも呼ばれている。

　165年、ローマ帝国東部、メソポタミアのセレウキアの包囲をしていた
時、この疫病が、地域やローマの兵士に発症したことが記述されている。
この軍の帰還にともない、疫病は、数年の内に帝国全体に広まった。そし
て、疫病は一旦定着した後、180年まで収束と再流行を繰り返した。現代
の疫学者はどこが起源か明確に突き止めていないが、中国で発生したので
はないかと考えられている。

　この疫病の原因は天然痘と考えられているが、地中海世界を襲ったはじ
めての例といわれている。患者は、2週間におよび、熱、嘔吐、口渇、咳、
喉の腫れが続いた。また、皮膚の赤や黒紫の丘疹、悪臭の息、黒い下痢な
どの発症するものもいた。皇帝の医師に連なる、ガレノス自身、患者を数
百人治療しているが、詳細な記述は無く断片的なものしか残されていな
い。彼は、アテネの疫病と同じものと考えており、この病気を肺の膿瘍の
一種に分類している。「患者は突然全身に小さな赤い斑点が現れ、一日か
二日後に発疹に変化する。その後二週間、単純疱疹ができたあと、かさぶ
たになってはがれ、全身に灰のような外観が残る」、「黒い便はその病気の
患者の症状で、生き延びるか死亡するかにかかわらず・・・便が黒くなけれ
ば、必ず発疹が出た。黒い便を排泄した患者は全員死亡した」。

　ガレノスは、ヒポクラテ
ス同様に、なす術も無かっ
た。四体液説に基づく治療
を行っていたが、有効な薬
として、ある地域のミル
ク、アルメニアの土、少年
の尿などを挙げている。た
だ、いずれもプラセボ効果
以外は期待できなかったで

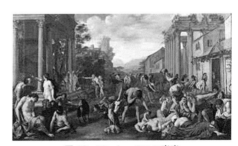

図10　アントニヌスの疫病

あろう。致死率は 25% といわれている。彼は、「非常に長い疫病」と記述し、「終わりがあればいいのだが……われわれのほとんどは苦闘している。……生きつづけるために」と吐露している。そして、166年にローマを離れ、2年後に戻ってきた。

　明確な記録は残されていないが、ローマ帝国での総死亡数は 500 万〜1,000 万と推定されている。ローマでは毎日 2,000 人が死んだといわれている。そして、180年、マルクス・アウレリウス自身が疫病に罹り、一週間後に死亡した。189年には、再び流行が活動化したが、最初の波ほど酷くはなかった。しかしながら、250年〜271年、今度は、「キプリアヌスの疫病」が大流行した。彼はカルタゴの司教で、この疫病の記録を残し、「世界の終わり」の警鐘を鳴らした。ローマだけで 1 日に 5000 人が死亡し、当時のローマ皇帝も犠牲となった。アレクサンドリアでは人口の 3 分の 2 が死亡したといわれている。この疫病は、麻疹か天然痘と考えられている。

　アテネの疫病でも述べたが、当時は、外因的な病気の原因としては、腐敗物から生じる〈ミアズマ〉（瘴気）説が考えられており、〈接触感染〉（コンタジオン）説は、さらに後世になってから出されたものである。後者は、16C のフラカストロによる説で、人から人へ微小な物体が運ばれて、病気が移るというものである。古代でも、一般の人の中に、人から人へ移ると気づいた人も少数ではあれ、いたようだが、こうした説が提唱されていないため、治療や予防法の無い中、感染者の〈隔離〉や〈検疫〉という対策は、一定の有効性があったであろうが、まったくとられなかった。

　実は、こうした疫病の流行に対して、ローマの公衆衛生は進んでいたはずなのになぜ、という疑問が湧くであろう。ローマ市は帝国の最大都市であり、人口密度は高く 100 万人とも言われ、その住民の大多数はインスラ（島）と呼ばれる集合住宅に住んでおり、上下水道などが整備されたといわれている。しかしながら、現実には、道路には糞便やゴミ、さらには死体、動物の排泄物がたまり、トイレはあったものの下水道につながっていないことも多く、浴場なども、排水が十分に行われず汚れていた。また、都市と同様に河川も汚染されていた。このように、大変、不潔な都市であったのが実情であり、帝国内の大きな都市も同様な状態であったと予想される。

これら繰り返す疫病は、ローマ帝国には甚大な影響をもたらした。まず、市民の減少により、経済は停滞した。さらに、ローマ軍は、おおよそ15万人であったが、疫病の死亡により、兵士の膨大な欠乏が生じた。しかし、市民も欠乏しており、奴隷や剣闘士、罪人まで借り出された。訓練も忠誠心も無い軍団は、ゲルマン人との攻防に敗戦を重ねた。歴史家、ギボンは、「古代世界はマルクス・アウレリウス統治時代に降りかかった疫病によって受けた打撃から二度と回復することはなかった」（ギボン、『ローマ帝国衰亡史』）と述べている。

　前にも述べたが、疫病によるもう一つの大きな影響は、キリスト教の興隆であった。キリスト教徒は他から排除されても、地域を越えて互いに助け合った、そして、苦しみ見放された疫病患者を喜んで面倒をみた。死という不合理に対しては、神を信じる者だけが、死によりこの世の苦しみから救済され、天国に行けるという教示であり、死に意味を与えることができた。また、キリストは奇跡により病を治したと書かれており、聖者は病の守護神となった。こうしてキリスト教は、病と死の支配する乱世に適合し、普及し、ついにはローマ帝国で承認され、国教となった。

📖 参考文献

・アッカークネヒト　EH：世界医療史，魔法医学から科学的医学へ，内田老鶴圃，1983
・カートライト　FF：歴史を変えた病，法政大学出版局，1996
・ガレノス：自然の機能について，西洋古典叢書，京都大学学術出版会，1998
・ガレノス：身体諸部分の用途について，西洋古典叢書，京都大学学術出版会，2016
・川喜田愛郎：近代医学の史的基盤，上，岩波書店，1977
・加藤尚武：哲学原理の転換，未来社，2012
・木田元：ハイデガーの思想，岩波新書，1993
・木田元：反哲学史，講談社，1995
・クラーク G：10万年の世界経済史（A farewell to alms，施しよさらば），上・下，日経 BP 社，2009（2007）
・クリスチャン D：ビッグヒストリー入門（This fleeting world，このうたかたの世界），WAVE，2015（2007）
・グロリエ　ED：書物の歴史，白水社，1955
・ケルスス：医学論，石渡隆司他訳，医事学研究，1〜16，1986-2001
・坂井健雄：人体観の歴史，岩波書店，2008

- シンガー　C，アンダーウッド　EA：医学の歴史1　古代から産業革命まで，朝倉書店，1885
- 菅井準一，板倉聖宣他：科学の歴史，学習科学図鑑シリーズ11，小学館，1967
- 竹田青嗣：人間の未来　ヘーゲル哲学と現代資本主義，ちくま新書，2009
- 滝村隆一：国家論大綱，第一巻　上・下，勁草書房，2003
- 立川昭二：病気の社会史，NHKブックス，1971
- チャロナー　J：人類の歴史を変えた発明1001，ゆまに書房，2011
- 常石敬一：ヒポクラテスの西洋医学序説，地球人ライブラリー，小学館，1996
- 西尾幹二：江戸のダイナミズム　古代と近代の架け橋，文芸春秋社，2007
- バイナム　B：医学の歴史，サイエンス・パレット029，丸善出版，2015
- 橋爪大三郎：戦争の社会学，光文社，2016
- 橋本治：オイディプス燕返し，河出書房新社，1987
- ヒポクラテス：ヒポクラテス全集，大槻真一郎他訳，エンタプライズ社，1985
- 広松渉編：ヘーゲル，世界の思想家12，平凡社，1976
- ブラセル　B：本の歴史，創元社，1988
- ヘーゲル　GWF：歴史哲学講義，上・下，長谷川宏訳，岩波文庫，1994
- 前嶋信次：アラビアの医術，平凡社，1996
- マクニール　WH；疫病と世界史，新潮社，1985
- マクニール　WH：世界史，中央公論新社，2001
- マターン　SP：ガレノス，西洋医学を支配したローマ帝国の医師，白水社，2017
- 山崎俊雄他編：科学技術概論，オーム社，1978
- ロイド　GER：初期ギリシア科学　タレスからアリストテレスまで，叢書ウニベルシタス459，法政大学出版局，1994
- Ajita R：Galen and his contribution to anatomy：A review, J of Evol and Dent Sci, 26：4509-4515, 2015
- Ingelfinger FJ：Health：a matter of statistics or feeling, NEJM, 296：448-449, 1977
- Nutton V：New light on ancient medicine, Br Academic Rev, 18：45-47, 2011
- Tsiompanou E, Marketos SG：Hippocrates：timeless still, J R Soc Med, 106：288-292, 2013

第 10 章
中世の医療
宗教的沈滞から近代医療の萌芽へ

◉中世という時代

中世の時代は、大きな目安として、476年西ローマ帝国滅亡から、1453年東ローマ帝国滅亡までの、1,000年におよぶ長い期間にわたっている。古代の農村型の経済から、都市型の商業経済に、世界経済が転換する時期であった。また、宗教が大きく政治に関与した時代でもあった。

ヨーロッパの観点から、3つの時期に分けられる（表1）。前期はゲルマン人の移動の時期（500年～1000年）、盛期は教皇権の強大化と都市経済の発展の時期（1000年～1300年）、後期は絶対王政（近世）に向かう時期（1300年～1450年）である。ヨーロッパ以外では、中世前期、中国では7Cに唐王朝が建国され、中央集権型の統治機構を持つ専制国家が生まれた。また、中東では、同時期に、ムハンマドによるイスラム教の神権国家が建国され、

表1　中世の歴史

年代	
前期	ゲルマン人移動
375	ゲルマン人の大移動
476	西ローマ帝国滅亡
527	ユスティニアヌス帝即位
541	ユスティニアヌスの疫病
800	カール大帝戴冠
843	ヴェルダン条約
962	神聖ローマ帝国成立
盛期	教皇権強大化、都市経済発展
1054	キリスト教会東西分裂
1066	ノルマン征服
1077	カノッサの屈辱
1096	第1回十字軍
1215	マグナ・カルタ発布
1291	第7回十字軍
後期	絶対王政への移行
1302	フランス三部会
1330	百年戦争始まる
1348	ペスト流行
1378	教会大分裂
1450	活版印刷
1453	東ローマ帝国滅亡

強大な勢力を誇った。13Cにはモンゴル帝国が建国され、東西交易の交通路であるシルクロードを支配し、世界帝国として発展した。この陸上交易は、15Cの大航海時代の海上交易により取って代わられた。

・中世前期

さて、中世前期では、3C以降、古代後期小氷期に入り寒冷化がおき、食糧不足などにより、ゲルマン人が南下し、ローマ領内にも侵入してき

た。その後、ゲルマン人により西ローマ帝国は滅亡した。ただし、東ローマ（ビザンツ）帝国は、その後、1000年にわたり継続した。首都のコンスタンチノープルは、ヨーロッパとアジアをつなぐ交通の要衝で、貿易により繁栄し、6C、皇帝ユスティニアヌスの時代には、かつてのローマ帝国の領土をほぼ回復した。実質的には、ギリシャおよびローマの制度・文化を引き継ぐものであった。帝国維持（食糧確保など）のために、度重なる遠征を行ったが、そのため財政悪化を招き、1453年にオスマン帝国により滅ぼされた。なお、541年には、〈ユスティニアヌスの疫病〉（腺ペスト）が流行し、3千万〜5千万の人が死亡した。これは、東ローマ帝国の衰退の一因となった。

　6C中ごろから、ヨーロッパでは温暖化が始まり、牧畜と農耕を主として定着したゲルマン人が主導し、内陸部での大規模な開墾と食糧増産が進められた。そうした生産力の増大とともに人口も増大し、ゲルマンの諸族は部族国家（王国）を立ち上げていった。中でも、フランク族はローマ教皇と提携し勢力を拡大し、フランク王国を建国した。さらに800年には、ゲルマン諸族を統一した、フランク王のカールは、教皇からローマ皇帝の戴冠を受けた。ここに、聖・俗の封建領主を軍事的に統一した王権が確立された。ただし、領主は独立しており、実質的な分国的支配体制である。軍役的な支配については、領土の付与と引き換えに、臣従関係が成立したのである。これがいわゆる〈封建制〉であり、それを背景として、ローマ、ゲルマン、キリスト教が結合したヨーロッパ文化圏が成立した。注意すべきことは、このヨーロッパは、ギリシャ文化もキリスト教も、ローマ法もアルファベットも、すべて外部から来ており、自分固有のものは無い、ということである。8C〜9Cにカール大帝は、聖職者へのラテン語教育などを行った。カール大帝の死後、相続争いが生じ、843年のヴェルダン条約などを経て、王国は三分割され（後のドイツ、フランス、イタリア）、王権は弱体化した。その後、東フランク国は、オットー1世の時代に強勢となり、教皇から戴冠を受け、神聖ローマ帝国と呼ばれた。

・中世盛期

　封建社会が形成されるとともに、封建領主たちは勢力拡大のために、積極的に大規模な開墾を進め、新たな農業技術の開発を行った。11Cになると、水車の利用や鉄製農具の普及があり、さらに、家畜によるゲルマン鋤（重量有輪すき）は粘土質の土壌でも深耕可能となった。また、耕地を

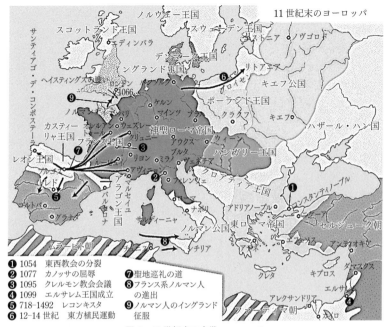

❶ 1054　東西教会の分裂
❷ 1077　カノッサの屈辱
❸ 1095　クレルモン教会会議
❹ 1099　エルサレム王国成立
❺ 718-1492　レコンキスタ
❻ 12-14 世紀　東方植民運動
❼ 聖地巡礼の道
❽ フランス系ノルマン人の進出
❾ ノルマン人のイングランド征服

図1　11世紀末の中世ヨーロッパ

三分割し、休耕地を設ける三圃制農業が普及した。さらに、水車や風車が穀物の製粉などに広く利用された。こうした農業生産の向上は、農作物の商品化を促がし、都市の商業や手工業が発展し、ヨーロッパ各地に市場のネットワークが形成された。そして、城壁で囲まれた自治都市が生まれた。

　一方、ノルマン人（北方の人）により、ヨーロッパ北部に物流の拠点が作られ、北海やバルト海の横断、さらには内陸部の川を縦断する交易ネットワークが作られた。こうした海運業の発展を担った、ノルマン人は、9Cにノヴゴロド国（ロシア）、1066年にノルマン朝（イギリス）を建国した。

　教皇とローマ皇帝は協調して東のビザンツ帝国と対峙していたが、11C頃、ビザンツ帝国がイスラム国（セルジューク朝）の攻撃により弱体化したため、その協調は解消された。その結果、教皇と皇帝との対立、抗争が始まったが、1077年、聖職者叙任権を巡る抗争で、教皇が勝利し（カノッ

サの屈辱）、各地の王や諸侯を従え、教皇の権力は強大化した。

　11C末から、教皇を始めとする西ヨーロッパは対外的な拡張に転じ、イスラム国に対して十字軍を派遣した。当初は勝利したものの、その後、イスラム勢力に敗北し、失敗に終わった（1291年、7次十字軍）。その後、教皇の権力低下とともに、王や諸侯の巻き返しが始まり、絶対王政へ移行し始める。しかしながら、十字軍の遠征は、東方オリエントとの交易を活発化し（レヴァント［東方］貿易）、地中海世界に空前の好景気をもたらした。教皇は、十字軍の派遣に際して、地中海沿岸地域での安全確保、支配権の拡大のために、ノルマン人を地中海に招き、両シチリア王国を建国させた。それにより、海洋技術が、ヴェネチア、ジェノヴァなどイタリアの港湾都市に伝わり、イタリア都市の急激な発展に寄与した。

　この12Cの盛況により、ヨーロッパの南北をまたがる交易ネットワーク（北方のハンザ同盟、フランドル交易圏と、南方のロンバルディア同盟との、南ドイツ都市経由による接合）が強化された。また、ロンバルディア同盟とオリエント経済圏との接合も行われた。その結果、人口増加、市場の拡大、貨幣経済の進展がもたらされた。なお、文化的には、ギリシャ語やアラビア語の原典、ギリシャ語文献のアラビア語訳などが、イタリアやスペインに持ち込まれ、さかんにラテン語に翻訳された（12Cルネサンスと称する人もいるが、実質的なものとはいえない。しかも、11C以降、異端審問や魔女裁判が盛んになった）。これが下地となり、教権の低下や都市ブルジョア階層の形成などにともない、14C以降のルネサンスが展開して行った。このように、中世は、「暗黒の時代」といわれていたが、なによりも社会経済的には大きな発展の時期であり、ヨーロッパの近代を準備する基礎が作られたのである。

・中世後期

　十字軍遠征による東方貿易の推進、さらにイスラム文化との接触により、地中海の中心に位置し東方への玄関口であるイタリア諸都市が繁栄し、文化の基礎が築かれる。そしてイタリアを中心として、ルネサンスが14Cから始まり、16Cまで続き、ヨーロッパ全域に広まった。イタリアでは、フィレンツェ、ミラノ、さらにヴェネチア、ジェノヴァなどの都市が栄えた。ジェノヴァは、ヴェネチアとの戦争に敗れたが、15C、ポルトガルやスペインと提携し、アフリカ大陸の新航路開拓など、その後の大航海時代を切り開いた。

12C 以降、統一的で有機的な経済圏が形成されるにともない、都市・ブルジョア諸層や自由農民層が勢力を増し、身分制議会が作られてきた。例えば、イギリスでは 1215 年、法の支配を定め王権を制約する、〈マグナ・カルタ〉（大憲章）が確認され、身分制議会の起源となった。また、フランスでは、1302 年、聖職者、諸侯、都市の身分代表からなる〈三部会〉が招集された。

　こうした中で、王権は、聖・俗封建領主的権力との血みどろの対立・闘争に勝利し、中央集権的な官僚制と軍隊により、王権による支配体制を確立していった。これが、16C から 18C、封建制国家から近代国家への過渡期に現れた〈絶対王政〉であった。王権は専制的な神格化が行われ、それには宗教的権力が動因、利用された。

　イギリスやフランスは、前に述べたヨーロッパ南北の交易ルートから外れており、12C 以降の経済発展に立ち遅れていた。そのため、フランドル交易圏の支配をもくろみ、その争奪戦を始めた。それが、1339 年から 1453 年にかけての英仏百年戦争であった。イギリスの敗北に終わったが、実質的には、フランドルの技術と資本がイギリスに移転され、イギリスは羊毛の輸出国から、毛織物一貫生産国へと変貌した。これはイギリスの経済を飛躍的に発展させ、ブルジョア階級が形成された。百年戦争後、牧羊地を大規模に組織化する〈エンクロージャ〉（囲い込み）が始まった。なお、フランドルの没落にともない、オランダがそれに取って代わり、イギリス製品の大陸販売を行う、〈中継貿易国家〉として発展して、世界の金融センターの位置を占めることとなる。イギリスとフランスの百年戦争はヨーロッパ各国の明暗を分けた。フランス、ドイツ、イタリアは、封建領主の群雄割拠がつづき、閉鎖的で特権的な経済にとどまり、イギリスのような開放的で自由な経済体制は作られなかった。

　14C、地球の寒冷化（小氷期）が始まり、異常低温と長雨が数年続き、そのため食糧危機が発生した。そこに、1347 年、〈黒死病（ペスト）〉が襲いかかった。この疫病は、歴史上最大のパンデミックであり、ヨーロッパ人口の 3〜4 割が死亡し、中世社会が崩壊する大きな要因となった。その後、数次にわたり流行が繰り返された。

　中世ヨーロッパの文化は、キリスト教を基盤とするものであり、絶対的な教会の権威により、学問、芸術、日常生活のすべてにわたり影響・規制がもたらされた。神学が中心となり、哲学、法学、医学などの学問は、聖

書や古典の注釈が主なものであった。早期には、プラトニズムへ接近したアウグスティヌスらの〈教父哲学〉が主流であった（教父とは、教会の父を意味し、教会の指導者であり、聖書の解釈などで重要な著作を著した人々）。言語はラテン語が用いられ、その使用者は聖職者が主であった。

　一方、異端審問などにより、教義に反する思想や科学的考えは弾圧され、ルネサンスまで800年間近く停滞した。その中で、わずかに、古代ギリシャの哲学や文化は、ビザンツ帝国やイスラム世界で保存、研究されており、十字軍やイベリア半島のレコンキスタ（国土回復）により、イスラム世界との交流が活発化すると、アラビア語からラテン語への翻訳が進められた。とくに、アリストテレスの著作は、中世神学や哲学に大きな影響をもたらした（古代ローマ時代で述べたように、プラトンのイデア、アリストテレスの純粋形相は、キリスト教の神に読み替えると、取り込みが可能となる）。

　12Cには各地で大学が設立されたが、そこでは〈スコラ（大学）〉哲学が中心であり、13Cには、その集大成ともいえる、『神学大全』がトマス・アキナスにより著された。例外としては、僧侶のロジャー・ベーコンは、実験科学という考えを提唱し、光学や火薬、機械に関心を払った。また、ビュリダンらは、地動説の準備を行っていた。文学作品としては、俗語による騎士道物語、『ローランの歌』、『アーサー王物語』、吟遊詩人による抒情詩が流行した。

　活版印刷は、11C、中国の宋の時代に発明されていたが、ヨーロッパでは、1450年、グーテンベルグが、金属活字と印刷機による活版印刷を発明し、製紙法の普及とともに（2C中国で発明、8Cイスラム、12Cヨーロッパに伝来）、大きな情報革命をもたらした。とくに、聖書の印刷は、宗教改革とも結びつき、中世社会の変革に大きな影響をおよぼした（ただ一方で、皮肉なことに、魔女狩りに使用された、教皇の「魔女勅書」[1484]や魔女裁判の指針『魔女への鉄槌』[1486]は、多量に印刷され、その後、200年間にわたり出版が続けられた）。

●中世の医学

　中世の医学は、500年から1500年にいたる、1000年間におよぶものであり、ギリシャ医学の1000年間とほぼ対応している。中世の医学の特徴は、全体的に見ると、ローマ帝国の古典的な伝統と、ゲルマン人の伝統、

キリスト教、さらにはイスラム文化が交錯し結合している点にある。ただ、ギリシャ医学の重要な内容は、ローマから東方のビザンチンに伝えられ、さらに東方のイスラムに伝えられ、そこでアラブの部分的な追加が行われた。そして、ユーターンし、再び西方のヨーロッパへ逆に輸入されたのである。

　ローマ時代の医学の主流であったギリシャ医学は、ガレノスの時代に頂点を迎え、その後、ほとんど進展を見なかった。そのため、ギリシャ時代の古典を編集・解釈することが習慣化し、定着した。それは、中世の始まるずっと以前からのことである。ローマの医療は、本来、土着の民間信仰・医療が色濃いもので、必ずしもギリシャ医学がそれにとって変わったものではなかった。ローマでの疫病によりガレノスを初めとする医療の無力さを味わい、さらにその傾向は強くなったのである。

・ビザンチンの医学

　ローマ帝国が東西に分裂すると、西ローマ帝国領となったヨーロッパにおいてはガレノスの著作はほとんど消失してしまった。西ローマの社会経済の混乱が続いた上、言語の問題が大きく影響した。後者は、ガレノスはギリシャ語で著述しており、西ローマ帝国はラテン語圏であったからである。

　一方で、東ローマ（ビザンツ）帝国においては、政情が比較的安定していたことと、ギリシャ語圏であったことから、ガレノスの著作はほそぼそと生き残り、医学の正典となっていった。これらの継承者は、おもに教会の神父たちであった。こうした後継者（古典の編集者）のうち、代表的な数名とその仕事を挙げると、4Cのオリバシウスの「医学集成」70巻、6Cのアエチウスの著作16巻、アレキサンダーの「医術に関する12書」、7Cのパウロスの「医学大要7書」などである。内容的には、ヒポクラテスやガレノスの著作の編纂であるが、こうした著述でさえ、ほとんど文化的伝統の無い中世ヨーロッパにおいては、広範囲であり複雑すぎたのである（なお、書物は、4C末から、パピルスの巻物から、羊皮紙の冊子に代わり、閲覧、保管が便利になった）。

　イスラム教徒の地中海地方一帯への進撃が、7Cから8Cにかけて100年間続いた（表2）。それはビザンチン医学にも間接的に影響を及ぼした。多くの学者がイタリア南部に逃れたため、ギリシャ医学の伝統は、それを転機として、西方ヨーロッパに移っていった。一方、イスラムが興隆する

前に、ギリシャ医学は、東方に移っていっている。431年、宗教会議により異端とされ追われた、ネストリウス派は、シリアに逃れ学校を開いていたが、それも勅令により閉鎖された。そのためペルシャに移り、新たに医学を中心とする学校を再建した。そこでは、ギリシャの古典がシリア語に訳され、その多くが、アラビアに運ばれアラビア語に翻訳された。

・アラビアの医学

中世医学の重要な主題はギリシャ医学の継承であり、その大きな経路は、8C〜13Cにかけてのアラビア医学（イスラム医学）である。アラビア医学は、ムハンマドの言行録（ハディース）の「アッラーが人類に与えた賜うた最上の贈り物は健康である。すべての人々は、現在、将来にわたってそれを保持することによって自らの目的に到達しなければならない」に基づいている。そのため、医学について強い関心をもち、上に述べたように、ギリシャ医学をビザンツ帝国から伝承した。アラビア医学は、古代ギリシャの医学の伝統をよく守り、それを編纂し、さらには理論的に体系化した。一部には、優れた臨床的観察や薬剤の知見、錬金術と関連した化学薬剤などが追加されたが、解剖学、生理学については、ほとんど省みられなかった。その意味では、科学的な大きな進展は、ほとんど見られなかったといってよい。

ここで、アラビア医学の詳細を検討する前に、ヨーロッパ中世と関連づけ、オリエントの歴史を簡単にまとめておこう（表2）。226年、イラン人のササン朝ペルシャが建国され、ビザンツ帝国と激しい抗争を続けた。そのため、アジアとの交易路は、陸上を回避し、紅海経由の海上路が開発された。メッカは、その中継基地の要であり、莫大な富を集積した。その中、貧富の格差は拡大し、610年、ムハンマドがイスラム教を創始した。アラブ人のイスラム勢力は、642年、ササン朝を滅ぼし、ビザンツ帝国と対峙した。661年、軍事政権のウマイヤ朝が建国された。攻撃の迂回路として、北アフリカからスペインに進出し、領土とした。しかし、フランク王国に破れ、750年、アッバース朝が建国された。ここでは、非アラブ人も重用する

表2 オリエントの歴史

年代	
226	ササン朝ペルシャ（イラン人）
642	ササン朝滅亡
661	ウマイヤ朝（アラブ人）
750	アッバース朝（アラブ人）
1055	セルジューク朝（トルコ人）
1169	アイユーブ朝（トルコ人）
1250	マムルーク朝（トルコ人）
1299	オスマン帝国（多民族）
1370	ティムール朝（モンゴル人）

などして経済成長をめざした。この時期、イスラム文化の最盛期を迎える。その後、イスラム国は分裂を重ねた。中央アジアのトルコ人が、西アジアに侵入し、1055年にセルジューク朝を建国したが、十字軍の遠征に対して積極的な対応ができず、1169年、アイユーブ朝が建国され、十字軍に勝利した。ここで、イスラム世界の中心はアラブ半島から地中海地域へと移った。しかしながら、モンゴル帝国に滅ぼされ、その後に、1250年、マムルーク朝が建国され、モンゴル軍を撃退し、勢力を回復した。13C末には、モンゴルの全盛期が去り、イスラム勢力が隆盛し、1299年、多民族のイスラム国家であるオスマン帝国が建国され、その後、ビザンツ帝国を滅ぼした。

　さて、アラビア医学の進展を見てみよう。先に述べた8C中ごろ、アッバース朝の時代、フナイン・イブン・イスハクらは、ヒポクラテス、ガレノスなどの医学書、プラトン、アリストテレスなどの哲学書をアラビア語に訳した。こうして、10C半ばごろまでに、代表的な著作のほとんどが訳された（なお、その他にも、数学、天文学、など諸学についても同様であった）。これらの翻訳を手がかりに、アラビア医学は、9C半ばから200年間、アラビア科学とともに、その最盛期を迎える。

　アラビア医学の代表の一人が、10Cのアル・ラージーである。彼は、思弁よりも経験と実証を重視した。また、錬金術の大家でもあった。著作は200近くにおよび、その代表作は、『医学の庫』であった。医学文献の広範な引用と、自身の診療経験に基づき注解を行っている。とくに、「天然痘

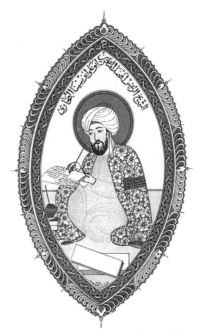

図2 イブン・シーナ（アヴィセンナ）
（980年〜1037年）
イスラム世界を代表する知識人で、哲学者・医者・科学者。医学典範は、イスラムだけではなくヨーロッパにも多大な影響を与えた

と麻疹」の冊子で、これら当時の疫病について、詳細な経過と症状を記述している。また、小児疾患や泌尿器疾患にも同様な記録が行われている。

さらに、中世ヨーロッパに深い影響を及ぼしたのは、11Cのイブン・シーナ（アヴィセンナ）である（図2）。彼の著作は105編に上るといわれており、医学だけでなく、哲学、法学、天文学など広範囲にわたっている。医学の主著は、『医学典範』（カノン）である（表3）。彼は、「医学とは障害を取り去ることによって、通常の自然の機能を回復する技術である」と主張した。この書物は5巻から成っている。1巻は、一般的な原論である（4部に分かれており、1部は定義と課題、ガレノス流の解剖学・生理学、2部は病理学、3部は養生法、4部は治療である）。2巻は薬剤、3巻は個々の器官の病気を取り扱い。4巻は全般的な病気の発熱、症候、予後、それに外科などを論じている。5巻は薬物の処方である。この体系は、明らかにガレノスの解剖学、生理学、さらに体液論に準じている。ただ、原論においては、アリストテレスの原因論（質料、作用、形相、目的）と4元素、4体液、4体質を用い、観念的な論理的体系を作り上げている。こうした理論とは対照的に、解剖学的な内容は、これまでの観察の蓄積に基づき詳細であり、現在の知見に近づいている。こうした体系化は、これまでも、またその後にも試みられたが、体系化の常で、基本的には経験的および実証的な根拠も無く、実際的な有効性は示されなかった。一方で、物理療法や薬物療法では見るべきものが示されていたり、精神療法についても記載されたりしている。いずれにしても、『医学典範』は、ギリシャ・アラビア医学の集大成であり、中世医学の権威として17C半ばまで広く利用された。

一方、西に目を転じると、イベリア半島南部では、アッバース朝の権威はおよばず、ウマイヤ朝が引き続き国を維持していた（コルドバのウマイ

表3　イブン・シーナの『医学典範』

巻
1巻　『概論』
1部－医学の概念
2部－病気の原因と兆候
3部－健康の保持法
4部－病気の治療法
2巻　『単純薬物』
植物・鉱物・動物から成る、811の「単純な」薬物の性質
3巻　『頭より足に至る肢体に生じる病気』
個々の病とその治療法。身体の器官と部位によって分類されている。
4巻　『肢体の一部に限定されない病気』
外科と熱病、整形
5巻　『合成薬物』
様々な薬剤の調合法と用途

ヤ朝）。東方に遅れて、10Cに入り、アラビアの医学（科学もともに）が興隆した。イブン・アッバスの『伝授』は、外科が特徴的であり、傷の焼灼法が記述されている。12Cには、イブン・ズフルが『処置』を著し、病気の正確な記述を残している。その意味では、医学典範については批判的であった。アヴェロエス（イブン・ルシュド）は、中世神学・哲学で著名であるが、アリストテレスに基づく自然哲学と弁証法による『医学の一般原理』を著した。

　以上述べたようなアラビア医学も、13Cごろには、急速に退潮しはじめた。東方ではモンゴルの侵入、西方ではキリスト教の不寛容が大きな要因であった。アラビア医学の特徴をまとめると、基本的なギリシャ医学の祖述に近いものであったが、その伝統を継承し、東方の医学と融合を試みたところに大きな功績があったといえるであろう。しかしながら、アラビア医学の弱点は、解剖学およびそれに基づく生理学が蔑ろにされ、ほとんど進展を見なかったことである（人体解剖のみならず、動物解剖もほとんど行われなかった）。さらに、ガレノスの思弁的な体液理論をさらに強化しており、新たな科学的検討は行われなかった。また、解剖学の欠如により、外科の領域も沈滞した。

　一方、臨床での観察については、様々な知見を追加し、一定の成果を挙げている。これに付記すると、14Cのイブン・アル・ハティーブは黒死病（ペスト）の流行時に、衣類・食器・イヤリングへの接触が発症の有無を左右していることを発見した。さらに、かれは、微小体が体内に入ることにより、病気になると述べており、伝染病の〈接触説〉の先駆者といえよう。

　薬物学では薬用植物の知見の拡大や、あらたな化学薬剤の開発も行われた（さらに、薬物の規格や品質を記載した薬局方が編纂されている）。さらに、イスラム文化に基づく養生法が記載されている。こうしてみると、ギリシャ医学、ローマ医学で指摘したと同様に、観察に基づく科学的な知見は徐々に蓄積されているが、それは実践的医療に結びつく段階ではなく、医療の成果は期待できなかったと考えられる。

　なお、忘れてはならないのは、イスラムでは、9C頃から、バクダッドを始めとして領域の全体に、数多くの病院が喜捨により建設されたことである。それらの病院には、医者が勤務し診療と教育に従事し、疾患別の病棟を設置するなど、近代の診療所の先駆と考えられている。

・中世前期の医学

　中世の最初に戻り、ヨーロッパにおける医学を見てみよう。医学文書は、ギリシャ医学から取られているものの、極めて簡単で粗末な編集ものであった。簡単な実用に沿うような内容で、その多くは薬物の一覧からなっていた。著者は、基本的には聖職者であり、言語はラテン語であった（医学の用語は、それ以前、1000年はギリシャ語であったが、その後の1000年はラテン語である）。この時代は、魔術や迷信がはびこり、とくにキリスト教あるいは他宗教の超自然信仰が影響をおぼしていた。この最初の時期は、〈修道院医学〉の時代と呼ばれている。というのも、修道士が医学書の編纂や医療の実践に重要な役割を果たしたからである。また、多くのユダヤ人が、ギリシャ人に代わり、聖・俗の封建領主の医者として働いた。

　6C、イタリアで、モンテ・カッシーノの修道院が設立されたが、ローマの政治家、カシオドルスは、ここに引退し、古代の文献（キリスト教、異教）の収集と保存に尽力し、古典のラテン語訳を進めた。その中には、ヒポクラテスやガレノスなどが含まれている。7C始め、セビリアの司教、イシドルスは、百科全書を著したが、その中には医学も含まれていた。それに続く数世紀の間、イタリアのベネディクト派の修道院を始め、ヨーロッパ各地に修道院が設立された。修道士の初級課程には、医学と医術が含まれていた。修道院には、病気の療養室や、旅人のための宿泊兼病院が付設されていた。その後、9Cには、カール大帝の学芸奨励策により、聖職者へのラテン語教育が行われた。

　医療に対して修道士は努力したが、キリスト教自体は、全般的に医療を重視しなかった。例えば、6C後期、ローマ法王らが明示しているように、肉体的病気よりも、魂に関する関心を持つように強調している。というのも、キリスト教には、独自の疾病論があり、病気は罪に対する罰であり、悪魔に魅入られた結果生ずるとするものである。これに対する治療法は、祈り、懺悔、聖職者の援助であり、治癒はそもそも恩寵による奇蹟であった。

　修道院医学は長く続いたが、1130年、クレルモンの宗教会議の禁令により、修道院医学の時代は終わった。医療が修道院の静寂な秩序を乱すというのが、その理由であった。なお、12C、ベネディクト派女子修道院長のヒルデガルドは、黒胆汁質やその他の気質的不均衡は、悪魔と罪という

存在によって直接的に引き起こされると主張したが、自然科学と神秘主義の混交した状態をよく伝えている。

・中世後期の医学

ビザンツから学者が逃れてきたり、アラブが侵略したシチリア島に近かったりしたイタリア南部や、アラブに占領されたスペインに近い南フランスなどでは、11C頃からギリシャ医学の知識が帰還してきた。

その中で、11Cに入り、南イタリアのサレルノ医学校が注目された。その起源は不明だが、聖職者ではなく世俗の医者による教育組織であった。ギリシャやアラブの古典の編纂やラテン語訳が行われ、さらに医学では臨床観察が重んじられ、ヒポクラテス主義が中心であったが、しだいにガレノス主義にとって変わられた。11C末から12Cには、解剖書の『ブタの解剖』、医学教科書の『医学小論集（アルティセラ）』、バルトロメウスの『医学実施（プラクティカ）』などが著された。後2者は、各国語に翻訳され、中世の時代に、イブン・シーナの『医学典範』とともに、多く流布した。また、ルッジェロの『外科実施』は、中世で最初の外科書であった。サレルノでは、産科も婦人科もあった。マウルスやウルソらが「検尿や脈診」の診断技術を重用した（ただし、体液論などに基づく思弁的な理論であり、あまり実用的な意味の無いものであった）。さらに、極めて名高いのは、13C、『サレルノ養生訓』であり、経験的な養生法について述べた韻文集である。数多くの国で翻訳され、広く流布した。こうしたサレルノ医学校は、13Cに入り急速に衰退し、モンペリエの大学に取って代わられた。なお、この中世後期の時代の医学は、スコラ哲学に対応し、〈スコラ（大学）医学〉と呼ばれた。

南フランスのモンペリエの大学も、サレルノと同様に、起源が明らかではない。アラビア・ユダヤ文化の影響が強く、世俗的な組織であった（しばらく後、教会の管轄となった）。サレルノと異なり、学芸部、法学部を持つ大学であったが、なんといっても医学部が中心であった。ここでは、1220年、医学部の教師の資格が定められ、さらに1230年、医者の認可制度が法文化された（なお、同年、シチリアでは国権による試験制度が設けられた）。13C、アルナルドは、『医療箴言』、『簡約医学』を著した。中世医学の最高傑作とも言われ、「ヒポクラテスの誓い」を越える倫理的・学問的な内容を持ち、薬物療法の原則は、今日にも適用できると考えられている。彼は、臨床観察に詳しく、病気の分類でも成果を挙げた。ガレノス

やイブン・シーナについては批判的であった。モンペリエの大学は、14C以降、急速に減退した。その背景には、黒死病の大流行や教会権力の低下があった。

〈大学〉は、真理の組織的な認識を得ることを意図した社会的制度であり、一方で、職業教育の場として設立された。ボローニャとパリを典型とする中世の大学は、12C末ないし13C始めごろから形を整えられ、急速に広まった。学部の一般的な構成としては、自由学芸（文法、論理、修辞、幾何、算数、天文、音楽）、その上級として、神学、法学、医学が設置されていた。教授と学生との組合であり、自律的な制度であった。

ボローニャ大学の名が全国に轟くのは13C後半であった。タッデオは、「参考書（コンシリア）」という新たな形式で、教育的な医学書を著し、多数の症例の記録を残した。パドヴァ大学は、ボローニャの分校として設立されたが、アリストテレスの自然学と研究方法が重視された。ダバノの『調停者（コンキリアトール）』は、スコラ的な知識問答の内容である。彼は、異端として火刑に処せられようとした直前に病死したが、遺骸が掘り起こされて焼かれた。彼は、経験事実から原因にいたる分析方法も容認したが、後のガリレオに繋がったといわれている。パリ大学は、サレルノ、モンペリエの影響下に出発したが、傑出した医学者は生まれなかった。ただ、学制がよく整備され、医者・教師の資格を得るまでの教科課程、資格試験が規定された。

以上のように、中世後期の医学は大学を軸として展開された。この〈スコラ（大学）医学〉は、基本的にはギリシャ医学さらにはアラビア医学の観察、理論、処方の繰り返しであり、その思弁的な論議や解釈に終始した。その意味で、この時代を、〈書物の医学〉と呼んでも、あながち間違いではない。スコラ医学は、スコラ哲学の学問と教育の医学への適用である。その特徴的な方法は、設問、証明、反論、答弁、結論という形式を踏んで、三段論法による論証を積み重ねる。この演繹的な方法では、古典を典拠および権威とするもので、その編纂と解釈に労力が費やされる。数世紀にもわたって、形式は精緻になったものの、内容は貧弱になって行った。

中世後期の外科は、「教会は血を流さず」という、1163年の宗教会議の布告により、医者の手から外科を奪い去った。外科治療（瀉血も含め）は、床屋、風呂屋、死刑執行人などの手に移り、外科の書籍は大学の図書

館から、姿を消した。そうした中、12C半ば、ウ・デ・ルッカは、創傷の化膿に反対し、乾燥こそが治癒の一次的条件と主張し、14Cのモンドヴィルは、「外科学」の中で、化膿なしの創傷治癒を支持した（当時は、アラビア医学を含め、傷は化膿したほうが良いと信じられていた）。また、13Cの最大の外科医、ギリエリは『外科学』の中で、アラビア医学の傷の焼鉄治療に代えて、メスの復権を唱えた。

　一方、中世の解剖学は悲惨であった。しかしながら、教会は解剖学を禁止してはいなかった。実際、13C以降、人体の解剖は増加し、ボローニャやモンペリエなどで公開解剖も実施された。しかし、医者は、解剖を監督するのみで、解剖を観察するわけではなく、ガレノスの学説を追認するに留まった。その意味では、中世後期の200年にわたる解剖は無意味なものであった。

　中世医学で特記すべきは、専門職業として医業が確立したことである。14Cになり、大学での教育と資格が形作られたことが大きな要因である。それに応じて、法的規制により医者の職業組合が出来た。ただし、中世の大学では、医学（主に内科）の理論に通じた医者が重視され、外科は締め出された。

・中世の病院

　医学史上で、中世の最も注目すべき業績とされるのは、病院といわれている。現在の病院とは異なるが、その起源を古代にたどると、およそ前1〜2C、ローマ時代に、病気の奴隷や剣闘士、病傷兵を収容し手当するための施設（ウァレトゥディナリア）が建設された。その伝統が一端途絶えた後、4Cには、キリスト教の病人に対する義務として病院が大聖堂に付設された。その最初が、ビザンツ帝国のコンスタンチヌス帝の下で建設された、大規模なキリスト教病院であった。その後、5Cには、この国に広く病院が建設された。病院は、バシリアスと呼ばれ、医者や看護婦の住居とともに、さまざまな種類の患者の病棟で構成されていた。

　6C、修道院の病院がヨー

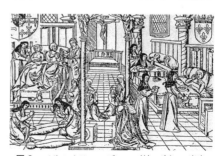

図3 パリのオテル・デュー（神の家）の病室

ロッパで広く建設され、7Cにはフランスで、オテル・デュー（神の家）と呼ばれた病院が、リヨンやパリで設立された（図3）。10Cには、修道院が病院の主要な担い手となった。中世の病院、「ホスピタル」の語源は、「ホスピタリティ（おもてなし）」や「ホテル」と同じである。こうした病院は、宗教施設であり、聖職者が維持する避難所、巡礼をもてなす場、貧者の施しの慈善施設であったが、特定の医療的な手当てが行われた。その後、施設、機能ともに充実してゆくが、病院の役割は、なによりも神の礼拝、次に貧困者、病者、旅行者への慈善、そして教育と学習の支援であった。

12Cには、巡礼者や十字軍の兵士を支援した、聖霊病院や騎士団療養所の修道会が活動した。病院における医療の最初の規定は、1182年、聖ヨハネ騎士団の規約であり、詳細な内容が記載されている。こうした規約はドイツを始め、各地に波及した。13Cに入ると、こうした病院は、次第に修道院との結びつきを脱し、開かれた福祉事業へと変換してゆく。都市の発展とともに、市民が組織する病院が増加していった。14Cに入ると、病院は公共体が管理するようになった。世俗の所有とはならないにしても、市民的な存在になった（なお、追記しておくと、前に述べたように、アラビアでは、ビザンツのキリスト教の影響を受け、8Cごろから、病院の建設が急速に広まった。イスラムの病院は、キリスト教の病院よりも、はるかに設備、内容ともに充実していたのである）。

●歴史上最大のパンデミック、中世黒死病

中世は〈暗黒の時代〉と呼ばれていたが、それはあながち誹謗ともいえない。中世は、疫病で始まり疫病で終わる、悲惨な時代だったのである。しかも、その間、50回近くの大小さまざまな疫病が流行した。そのすべてに医療は無力であった。

・ユスティニアヌスの疫病

中世の始め、541年から767年にかけ、ユスティニアヌス帝の東ローマ帝国を中心に、猛烈な疫病が流行した（図4）。これが「ユスティニアヌスの疫病」である。エチオピア、エジプトから通商路を経て、ビザンチンに伝染し、またたく間に、内陸ヨーロッパに広がり、アイルランドにまで達した。総死亡数はおおよそ5,000万人と推定されている（この数は、記憶に新しい、20Cのスペイン風邪の死亡数と同じである）。書記官のプロ

ピロスの『戦史』に当時の惨状が記録されている。「あらゆる墓地が死者で一杯になった後は、市の周辺の可能な限りの場所に埋葬し、あるいはシケアの城壁の多くの塔に、累々と積み重ねて投げ込んだ。……これらの死体からの

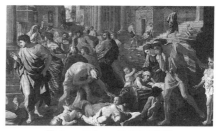

図4 ユスティニアヌスの疫病

恐ろしい死臭が、二六時中、市の上空を覆い、……使者を海岸へ運び、海に投げ捨てるだけで十分と考えられた」。毎日、5,000人以上の人が死に、市の人口の4割近くが失われた。そのため、東ローマ帝国の崩壊を早める一方で、ペルシャにも伝染し、ともに衰退して行った。ただ、ユスティニアヌス自身もペストに感染したが、その後回復した。その後、8C末から14Cまで、ペストはなりを潜めた（おおよそ300年周期で流行することになる）。

　この疫病の原因はペスト（のちに黒死病とも呼ばれる）であり、史上初のペスト禍であった。ペストは、エルシニア属ペスト菌によって起こる（19Cの第3次のペスト流行時、香港で、フランスのエルサンと日本の北里柴三郎が発見したことから名付けられた）。この病原体を媒介するのが、クマネズミとノミである（最近は、それにシラミが追加されている）。ノミが噛むと、その場所に近いリンパ節が腫れる（腋の下と、腿の付け根）、さらに菌の増殖が進むと、全身のリンパ節が腫れ、高熱を発する。この状態を〈腺ペスト〉と呼んでおり（リンパ腺から）、肺炎や敗血症、意識低下を起こし、全身の皮膚に出血斑が生じる（それが黒いことから黒死病といわれた）。こうした皮膚に触ると、〈接触感染〉が起きる。また、肺炎が重症化した場合を〈肺ペスト〉と呼んでいるが、この場合は、咳などにより〈飛沫感染〉が起きる。現在は、抗菌薬により、致死率は、腺ペストで10％、肺ペストで40％とされているが、治療法の無い当時は、それぞれ、50％、100％と推定されている。つまり、きわめて病原性（毒性）のつよい病気である。

　こうした病気に対して、ギリシャ、ローマ時代と同様に、医者を始め人々はなす術がなかったのは、先の記録に見たとおりである。古代ローマでは、公衆衛生の上下水道、共同浴場などが整備されており、感染症のリ

スクはある程度抑えられていたが、中世の都市では、上下水道も設置され
なかったため、ローマ時代よりは、汚物やゴミが溢れており、それらは処
理されないまま川に流れていた（ただ、農村部では、し尿を農作物の肥料
として用いるようになって、それなりの改善は見られたようである）。な
お、ローマ時代に愛された入浴文化は途絶え、服を着替えることも少な
く、とても清潔な状態が保たれているとは、いえなかった（ちなみに、聖
職者の司教が亡くなった時、僧服はシラミだらけだったと報告されてい
る）。

・神の白い手、ハンセン病

　中世では、この最初のペスト、「ユスティニアヌスの疫病」と、のちの
最後のペスト、「黒死病」という2大ペスト禍にはさまれて、ハンセン病
（癩病、レプラ）が流行した。ハンセン病は、抗酸性のらい菌による慢性
の伝染病であり、潜伏期間も数年から20年と長く、伝染経路のつかみに
くい病気である。伝染性は非常に弱く、家庭内の接触感染により、主に幼
少期に感染することが多い。らい菌は、末梢神経や皮膚に寄生し，末梢神
経麻痺や、皮膚の白斑、結節をひき起こす。進行すると、皮膚が崩れ、内
臓や骨まで侵される。極めてゆっくりとした進行であり、致死性の病気で
はないため、長い年月を悲惨な状態で過ごさなければならなかった。当時
は治療薬は無かったが、現在はスルフォン剤などにより容易に治癒する。
　ハンセン病については、旧約聖書（レビ記）には、「祭司は彼を見て、
これを穢れたものとしなければならない。……その人は穢れたものである
から、離れてすまなければならない」、と記されており、モーゼの戒律に
は、さまざま禁止条項などが定められている。こうして、人々に忌み嫌わ
れる病気となった。ハンセン病は、熱帯を中心に広く存在していた。2C
には、エジプト、イスラエルから、イタリアに侵入し、ヨーロッパに広
まった。6C末ごろ、社会問題となり、キリスト教の宗教会議でその処理
が重要な議題となっていた。
　ハンセン病については、教会の影響力はきわめて強く、罪と罰という観
点から取り上げられ、残念ながら医学者はまったく用をなさなかった。
8Cには、国王からの勅令公布により、ハンセン病を市民籍から離脱させ、
市外の一定の場所に隔離し、宗教的な慈善によって扶養するように定めら
れた。ハンセン病患者は社会から完全に葬られてしまった。ただ、「穢れ」
という宗教的差別の考えから隔離され、各地に〈ラザロ舎〉（ルカ伝によ

る）が建てられ収容された。ハンセン病患者は、物乞いに外出する際、目立つように、黒いマントをまとい（そこには白い手形（神の手）の布切れが付けられた、と言われている）、高い帽子をかぶり、ガラガラ（鳴子）を鳴らさなければならなかった。その後、11C以降、十字軍のオリエント土産としてヨーロッパ各地に広がり、13Cに流行は絶頂に達した。その後、黒死病の襲来にともない、15C、16Cに入り、猛威を振るったハンセン病も下火になっていった。

・死の舞踏、黒死病

　さて、中世の終わりごろ、再びペストが襲来した。この頃、寒冷期に入り、異常気象が発生し、異常低温と長雨が数年続き、深刻な食糧危機が広がっていた。ペストは、アジアのモンゴルから、黒海、コンスタンチノープル、地中海を経由して、シチリア島から、1347年、イタリア本土に上陸し、ジェノヴァ、マルセイユ、ヴェネチアなどを次々と襲った（図5、図6）。その後、縦横に発達した交易路に沿って、フランス、ドイツ、イギリス、北欧、ロシアと、ほぼヨーロッパ全域や東欧を飲み込んだ。伝播のスピードは、イタリア、フランスでは速く、その後の、スペイン、ドイツ、イギリスではやや低下していた。人口当たりの死亡率も、前者で50％、後者で30〜40％とやや低下していた（なお、遺伝子解析による系

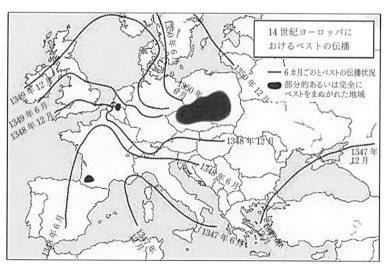

図5　ヨーロッパにおける黒死病の伝播経路

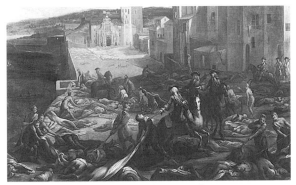

図6 黒死病（マルセイユ）

統樹から、ペスト菌は約2600年前に中国雲南省で発生したとされ、6C、第一回のユスティニアヌス、14C、第二回の中世、19C、第三回の中国流行のペストは、すべて同じ遺伝子であった）。

　このとき、文学者のボッカチオはフィレンツェに居合わせ、その後、『デカメロン』の冒頭に、この時の体験を記している。「おびただしい数の死体が、どの寺にも、日々、刻々、競争のように運び込まれましたものですから、……墓地だけでは埋葬しきれなくなりまして、どこも墓場が満員になると、非常に大きな堀を掘って、その中に一度に何百と新しく到着した死体を入れ、……三月からその年の七月までの間に、十万の生霊がフィレンツェの町の城壁内で失われた」。フィレンツェでは町の人口の6割が失われた。

　この黒死病による死亡総数は2億人と推定されており、歴史上最多であった（図7）。他のパンデミックと少し比較して見てみよう。先に述べたように、〈ユスティニアヌスの疫病〉（細菌）は3000万〜5000万であった。それと比べて、この黒死病は、その4倍と飛びぬけて被害が大きい。つぎは、16Cの新大陸での〈天然痘〉（ウイルス）であり、5600万である。それに続くのが、上記、6Cの〈ユスティニアヌスの疫病〉と、20Cの〈スペイン風邪〉（ウイルス）の5000万であり、5番目は、20C、〈エイズ〉（ウイルス）の2500万〜3500万、そして6番目の19C、〈第3次疫病（ペスト）〉（細菌）の1200万である。その他は、いずれも1000万以下であり、あまり比較にならない。名誉なことではないが、日本の例が挙げられているのは、奈良時代に起きた天然痘の流行である。これは、遣唐使から

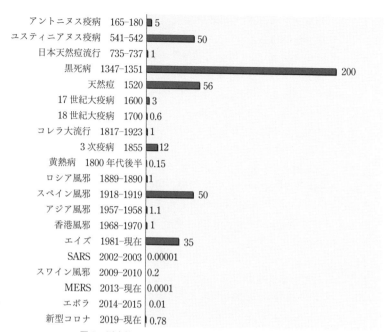

図7 歴史的パンデミックによる死亡数（百万）、年代順
（LePan N：Visualizing the history of pandemic, 2020）

持ち込まれたのが原因であった。

　ちなみに、現在（2020年）、恐怖の的になっている進行中の〈新型コロナ〉は、80万と極めて少ない（これは、国際的に、季節性のインフルエンザの30万〜60万と比べて、多くとも1.3倍近くであり、日本ではインフルエンザを下回っている。その意味では、少なくとも同じレベルと考え、冷静に対応すべきものであろう）。

　この世界的な厄災について〈死の舞踏〉と恐れた、当時の人は、その原因について、どのように考えていたのであろうか（表3）。感染症が病原体（細菌やウイルス）により起きることが明らかにされるのは、19C後半である。当然、当時の人

表4　当時、想定された黒死病の原因

想定原因	内容
神罰	神の下した罰
占星	火星と木星が重なって見える
瘴気	悪い空気を吸う
毒物	ユダヤ人が井戸に毒物投入
接触	患者と接触して移る

に、そうした答えを求めるのは無理であることは、前提である。さて、まず、今の時代でも時にあるが、災害がおこると、超自然な神（天）が罰を下したというものである。〈鞭打ち教徒〉の行進が行われた。半裸、全裸の男女が、懺悔を叫びながら、鉄鋲のついた鞭で身体を打ちながら、群れをなして地域、地域を回った。フランス、オーストリア、オランダ、イギリス、イタリア各地へ広まった。また、〈死の舞踏〉と言って、ペスト襲来が伝えられると、群れをなして、半狂乱で踊り狂った。これも、ヨーロッパ各地に広がった。

　つぎに、占星術によるもので、ボッカチオも「それは天体の影響によるものか」と触れていた。パリ大学医学部の報告では、木星と火星が重なって測定されると、地上に有害な蒸気をもたらす、と記載されていた。これとならんで有力な考えは、古くから、疫病は、沼や動物の死骸などから、腐敗した悪い空気が発生し、それを吸うことにより起きる、というものである。これに当時の地震発生を重ねて、大地から瘴気がでてきた、と主張された。もっとも悲惨なのは、毒物説である。キリスト教徒の敵である、ユダヤ人が井戸水に毒物を混入したとするものである。実際、この流言飛語により、ヨーロッパ各地のユダヤ人はしばしば激しい迫害を受けた（当時の魔女狩りのように、集団殺戮がスイスから始まり、ドイツ、フランスへと広まった）。

　なお、ごく少数であるが、一般人の間に、患者との接触により病気が移るとする人もいた。ボッカチオは、「接触がそれを病人から健康な人へ感染させがち」と書いている（アテナイの疫病の際、ツキディデスも同様に記した）。医学者は、おおむね瘴気説をとっているが、素朴に現実を見れば、接触が重要な原因となっていることに、気がつくはずである（確かに、アラビア医学の優れた臨床家もこの説を考えていた）。

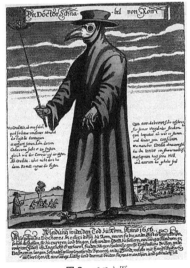

図8　ペスト医

黒死病についての、当時の治療法は、これまで同様に見るべきものが無い。利用されたのは、食餌療法、瀉血、下剤、浣腸などであった。薬剤も利用されたであろうが、これも

表5　実施された予防対策

項目	対策内容
都市封鎖	都市への流入の監視と禁止
患者隔離	届出、移動禁止、郊外収容
検疫	船舶と、その人、物資の抑留

無効であった。多くの医者がペストに感染して死亡したが、治療に際しての衣服が極めて奇妙であった。ペスト医は（図8）、全身を革の衣で包み、帽子をかぶり、手袋をつけ、さらに顔にはカラスのような覆面をつけ、その嘴のようなところには、香りの強い薬草を入れていた。また、目にはゴーグルのような覆いが付けられていた。そして、手には棒を持ち、患者に直接触れないようにした。なお、治療効果は不明であるが、リンパ節を切開することも試みられている。

　しかしながら、当時、初めて実施された対策として、現在に繋がる予防的な方法が、いくつか考えられ、実施された（表5）。これは、基本的には、接触感染を想定した対策である。まず、〈都市封鎖〉である。イタリアの都市ミラノは、ビスコンティ家の専制下にあったが、城砦内にペストの患者が入ってこないように、厳重な監視を行った。また、内部で患者が発生した場合は、患者の家を焼却した。初期の内はペストの流入を防ぐことが出来たが、その後は、流行を防ぐことはできなかった。それでも人口の死亡率は10〜20％と比較的低い状態に留まった。それとならび、ドイツのニュルンベルクでは、従来より公衆衛生的な清掃や公共浴場の設置などを積極的に行っており、ペスト患者の遺体については地中深く埋葬した。その人口の死亡率は10％程度と低かった。

　つぎは、〈患者の隔離〉である。接触により患者からペストが移る、という考えが広まり、家の中でも患者は隔離・放置され、死亡すると門前に棄てられた。ひどい場合には、患者は生きたまま、郊外に遺棄された。例えば、ミラノでは、公式命令として、患者の届出、移動禁止、郊外での一箇所での隔離を指示している。

　さらに、〈検疫制度〉である。ヴェネチア、さらにラグーサでは、船舶隔離、30日間を実施した（のちに40日間に延長）、マルセイユでも同様な検疫が行われたものの40日間に延長された（なお、ヴェネチアでは、12C頃からこうした隔離が試みられていた）。検疫という英語、クワランティン（quarantine）は、イタリア語の40に由来する。この40日を設定

表6　黒死病の感染症対策と当時の可能性

要因	内容	想定対策	当時
感染源	ペスト菌、ネズミ、ノミ、患者	殺菌、駆除、隔離	隔離
感染経路	ネズミ、ノミ、患者	駆除、検疫・隔離	検疫
宿主	ヒト（全地域住民）	ワクチンなし	なし

した根拠は不明であるが、一つには、当時、急性病と慢性病の分かれ目であったこと、また、聖書レビ記の浄化儀式、錬金術の変性期間などが影響したと考えられる。ペストの潜伏期間が1週間程度なので、それで十分といえよう。

　こうした予防対策は、多かれ少なかれ、「公衆衛生担当官」（ミラノ）、「衛生局」（ヴェネチア）、「保護官」（フィレンツェ）など、政治警察局により構成されていた。これらの対策は、強力な権限を有する行政部局でしか、実行できないことを認識していたからである。

　さて、当時行われた上記のペスト対策を、現在の感染症の予防対策と比較してみよう（表6）。感染が成立するためには、〈感染源〉としての病原体、感染が生じる〈宿主〉、両者をつなぐ〈感染経路〉の3要因が条件とされる。〈感染源〉としては、病原体のペスト菌とともに、その宿主のネズミ、その血を吸うノミ、さらに感染した患者が挙げられる。ただ、ネズミ、ノミ、患者については、〈感染経路〉にも該当するので、ここでは、両方に記載している。また、〈宿主〉は、地域の住民全員である。現在考えられる対策としては、〈感染源〉では、ペスト菌の殺菌、ネズミ、シラミの駆除、患者の隔離が挙げられる（患者の治療も含めても良い）。〈感染経路〉では、ネズミ、シラミの駆除、患者の検疫・隔離が挙げられる。一方、〈宿主〉では、免疫を獲得するためのワクチンが重要であるが、現在も、有効なものは開発されていない（その他には、免疫力を高めるための食餌などがあるが、それほど効果的とはいえない）。

　さて、それでは、当時可能な対策はどうなるであろうか。〈感染源〉については、ペスト菌も不明であるため、ネズミ、ノミも対象外となろう。唯一、患者の隔離が考えられる。〈感染経路〉も同様で、患者や物資の検疫、隔離のみが実施可能である。最後の〈宿主〉については、現在同様、なす術はない。こうして見てみると、当時実施された、都市封鎖、患者の隔離、検疫というのは、現在でも有効な対策として検討に値するものである（もちろん、現在では、自由が極めて制限されるため、それぞれの利害

得失を十分に評価し、意思決定することが前提となる）。こうして見ると、臨床医療がまったく無力であった中、いかに問題があるとはいえ、19C のイギリスの衛生改善を先取りした、公衆衛生上の対策（集団としての医療）が進められたことは、極めて重要な一歩といえよう。ただし、こうした対策が、どこまで効果を挙げたかは、不明である。

　こうした史上最大のパンデミックの影響は、社会・経済・政治のあらゆる領域におよんだ。まず、既存の道徳の崩壊、ひいてはキリスト教の権威の失墜が挙げられよう。当時は教権が絶頂期を迎えていたが、それがこの疫病の前には、ほとんど無力であった。一千年前には抑圧され、信仰で結束を誇ったキリスト教徒も、秩序を逆転した状況で、大きな試練を受けたのである。つぎに、それと結びつく、キリスト教的学問の失墜である。スコラ哲学、それと対応するスコラ医学は、なす術もなく、まったくの無力をさらけ出すとともに、逆に、ある場合は有害でもあった。その意味では、現実から出発する科学的な考えが見直され、ギリシャ哲学の基本に立ち戻るようなルネサンスに繋がっていったと考えられよう。

　もう一つ、パンデミックにより人口が激減し、経済も大きな打撃を受けた。社会の基本となる封建制の下、土地に緊縛されていた農奴が、労働力不足により待遇が改善され、発言権を増した。さらに自由農民や小作農になり、農奴制が急速に崩壊していった。しかも、肥沃な農地の多くが牧場になり、村が丸ごと消えて行った。そのため、農民は、農村から都市に移住して行った。その意味では、都市は比較的速やかに回復し、商業は活気を取り戻した。こうして、中世的世界と秩序は、大きく近代に転換してゆくのである。

📖 参考文献

・アッカークネヒト　EH：世界医療史　魔法医学から科学的医学へ，内田老鶴圃，1983
・アヴィセンナ：医学の歌，草風館，1998
・池上英洋：血みどろの西洋史　狂気の 1000 年，河出書房新社，2007
・伊東俊太郎：近代科学の源流，中央公論社，1978
・イブン・スィーナー：科学の名著 8，朝日出版社，1981
・宇山卓栄：世界史は 99%，経済で作られる，育鵬社，1916
・カートライト　FF：歴史を変えた病，法政大学出版局，1996
・川喜田愛郎：近代医学の史的基盤，上，岩波書店，1977

- 加藤尚武：哲学原理の転換，未来社，2012
- 木田元：ハイデガーの思想，岩波新書，1993
- 木田元：反哲学史，講談社，1995
- クリスチャン　D：ビッグヒストリー入門（This fleeting world，このうたかたの世界），WAVE，2015（2007）
- グロリエ　ED：書物の歴史，白水社，1955
- 坂井健雄：人体観の歴史，岩波書店，2008
- 坂井健雄：サレルノ医学校，日本医史学雑誌，61：393-407, 2015
- シンガー C，アンダーウッド EA：医学の歴史 1　古代から産業革命まで，朝倉書店，1985
- 菅井準一，板倉聖宣他：科学の歴史，学習科学図鑑シリーズ 11，小学館，1967
- 滝村隆一：国家論大綱，第一巻，第二巻，勁草書房，2003，2014
- 立川昭二：病気の社会史，NHK ブックス，1971
- チャロナー　J：人類の歴史を変えた発明 1001，ゆまに書房，2011
- 西尾幹二：江戸のダイナミズム　古代と近代の架け橋，文藝春秋社，2007
- バイナム　B：医学の歴史，サイエンス・パレット 029，丸善出版，2015
- 橋爪大三郎：戦争の社会学，光文社，2016
- ブラセル　B：本の歴史，創元社，1988
- 前嶋信次：アラビアの医術，平凡社，1996
- マクニール　WH：疫病と世界史，新潮社，1985
- マクニール　WH：世界史，中央公論新社，2001
- 山崎俊雄他編：科学技術概論，オーム社，1978
- 渡辺昌美：異端審問，講談社現代新書，1996
- Ibrahim B, et al：Islamic medicine：1000 years ahead of its times, JIMA, 13（1）：6-13, 1981

新型コロナウイルスのパンデミック
事実と根拠に基づく意思決定へ
（2020 年 10 月現在の評価）

◉感染症のパンデミック

感染症のパンデミックは、10 章の図 7、「歴史的パンデミックによる死亡数」で示したように、歴史上最大の中世の黒死病、それにつづく天然痘以降、近代のスペイン風邪、現代のエイズが主なものであった。最近ニュースになった、SARS、スペイン風邪、MERS、エボラ熱は、それに比べれば大きな脅威とはならなかった。

なお、参考までに、感染症の流行については、その規模によって呼び名が変わる（表1）。パンデミックは、ある感染症が、短期間に、国を越えて世界的に流行することを指し、その前段階のエピデミックでは、特定の地域で、短期間に高頻度に流行することを指している。

ところが、2019 年末に、突如発生した新型コロナウイルス感染症は、急速に拡大し、全世界でマスコミの注目を浴びた。連日激しい報道が繰り返される中、現在、全世界の感染者総数は 3396 万、死亡者総数は 101 万に達した（2020 年 10 月 1 日）。しかしながら、死亡数を見れば、中世の黒死病に比べれば極めて少なく、近代のスペイン風邪、現代のエイズと比べても同様であり、恐怖に煽られるほどの状態ではなく、冷静な対応が求められた。実際、身近な季節性インフルエンザでは、全世界で毎年 60 万人近く死亡しているのに、ほとんどの人は恐れず、騒がないのは、奇妙なことである。

こうした感染が繰り返し起こる理由として、定住農耕、家畜化、都市化

表1 感染症の流行規模と定義

流行規模	
集団発生（アウトブレイク）	比較的小さな集団で発生
地域流行（エンデミック）	特定の地域・集団で限定した発生
流行（エピデミック）	特定の地域・集団で短期間に高頻度に発生
汎流行（パンデミック）	同一感染症が短期間に世界的に発生

などの環境要因はよく知られているが、もう少し基本的な問題に立ち返って考えてみよう。人類はその発生以来、感染症にかかり、苦しめられてきた（それ以前の動物あるいは植物も）。その理由は何であろうか？その答えは単純かもしれない。この世界は細菌やウイルスに満ち溢れており、それらの一部がヒトに寄生するからである。

　例えば、ヒトの皮膚には（1平方センチ当たり）、手で40万～500万個、腋の下で50万個の細菌が存在している。1グラムの土壌の中には数10億にもおよぶ膨大な数の細菌が存在し、その種類は13,000種と報告されている。また、細菌だけではなく、土壌中の動植物の生物に、多数のウイルスが潜在していることが知られている。そして、海水1cc当たり10万～100万の細菌、その10倍から100倍のウイルスが存在することが分かっている。もちろん病原性があるのはごく一部であるものの、こうした状態で、感染が起こらないことの方が不思議である。しかも、5章の「進化医学」でも述べたように、細菌の突然変異は多く、進化のスピードも速い。その意味では、攻撃、防御の軍拡競争では、ヒトは勝負にならない。

　実は、こうした体外だけではなく、体内にも細菌やウイルスが存在しているのをご存知だろうか？　人体の細胞数は、近年の研究により、60兆ではなく37兆であることが明らかにされた。そして、体内に常在する細菌などの微生物の数は、40兆から120兆と推定されている。また、つい最近の研究では、ヒトの体内には、少なくとも39種類のウイルスが常に存在し、感染していることが報告されている（例、ヘルペス・ウイルス、C型肝炎ウイルスなど）。こうして見ると、われわれの身体の細胞数を見ると、自身の細胞は25％～50％に過ぎないのである。これらの常在微生物のほとんどは、ヒトには害を与えないで、共生している。ヒトの体は、温度が比較的高温で一定であり、水分や栄養分が豊富であるため、細菌やウイルスのよき棲家（さらには培養器）であることはいうまでもない。とくに、ヒトは雑食性で、いろいろな動植物を数多く摂取している。その過程で、それらに付着、寄生している細菌やウイルスを一緒に取り込んでしまう。以上述べてきたような状況から、感染症を克服したと思っても、新興の感染症だけでなく、復興の感染症も、繰り返し流行してくるのは、疑いようが無い。

　さて、そうした背景を前提として、感染症のパンデミックに戻ろう。われわれは、古代のアテネの疫病、中世の黒死病に襲われた時代から、さま

ざまなパンデミックを乗り越え、生き残ってきた。その間、感染症に対する研究は、急速に発展し、細菌やウイルスの発見など、多くの知見が蓄積されてきたし、環境要因となる栄養状態の改善も進んできた。一方、医療においては、ワクチンの開発、衛生改善など、大きな進展が認められる。そうした中で、現在の新型コロナウイルスに対して、これまでの医学の研究と医療の進展は、どれほどの成果を見せたのであろうか？　また、専門家、マスコミ、政府、国民のそれぞれは、以前と比べて、どれほど優れた対応ができたのであろうか？　これから検討してみたい。

●新型コロナウイルスの発生

　新型コロナウイルスは、直径が約 100 ナノメートル（ナノメートルは 1 ミリの 1 万分の 1）の球状で、表面に多くの突起がある。ヒトに感染するコロナウイルスは、すでに 6 種類確認され、新型は 7 種類目である。新型コロナは、近年流行した毒性の強い SARS（サーズ）ウイルスと、遺伝子配列がよく似ている。症状としては、発熱、咳、息切れがあり、特異的な味覚または嗅覚の異常が生じることがある。また、寒気や悪寒、頭痛、のどの痛み、筋肉の痛みなどを伴うことがある。重症化すると、肺炎や急性呼吸窮迫症候群などを発症する。感染者の 50〜80％ は無症状であり、残りの有症状のなかで、その 20％、つまり感染者の 0.4%〜1% 近くが重症となる。

　感染は、飛沫感染（咳やくしゃみ、つばなど）と、接触感染（その飛沫を手で触れた周りのもの）の 2 種類がある。これは、季節性のインフルエンザと同様である。ただ、新型コロナは、それと比べて、感染性が強く、症状の持続期間も長い。また、高齢者に感染することが多い（季節性インフルエンザは小児）。感染から発症までの時間は通例 5 日である。このウイルスの起源については、研究所からの漏洩などが指摘されたが、確定されておらず、論議が多い。

　さて、新型コロナウイルス（以下、新型コロナ）の感染は、初めて中国で発生し、近接するアジアに広がり、さらに欧米にも急速に拡大していった。新型コロナの発生からパンデミックに至る経過を、ごく手短に表 2 に示した。

　そもそもの発端は、12 月 30 日、武漢市眼科医、李医師が、SNS で、海鮮市場で SARS（重症急性呼吸器症候群）様の肺炎にかかり、7 人が隔離

表2 新型コロナの流行の経過（2019年12月〜2020年3月）

日時	
2019	
12/30	武漢の医師、SARS様の肺炎発生をSNSで発信、訓戒処分
12/31	台湾と中国政府、武漢で原因不明の肺炎の集団発生をWHOに報告
2020	
1/8	タイで初感染（中国以外で初、武漢出身女性）
1/9	中国、肺炎の病原体を「新型コロナウイルス」と特定（WHOは14日）
1/14	武漢市、WHO、ヒトからヒトへの感染可能性
1/16	日本で初感染（武漢から帰国の中国人）
1/19	韓国で初感染
1/21	台湾、米国（北アメリカで初）で初感染
1/22	WHO、緊急事態の合意至らず、台湾、武漢との団体観光客の往来禁止
1/23	中国、武漢市都市封鎖
1/25	フランス（ヨーロッパで初）、オーストラリアで初感染
1/27	ドイツ、カナダで初感染
1/30	WHO、緊急事態宣言（渡航制限不要）、インド、イタリアで初感染
1/31	ロシア、スウェーデン、イギリスで初感染
2/4	日本、クルーズ船ダイヤモンド・プリンセス横浜入港
2/14	エジプトで初感染（アフリカで初）
2/23	イタリア北部で感染爆発
2/26	ブラジルで初感染（南アメリカで初）
3/11	WHO、パンデミックと認識

されている、という情報を発信したことである。彼は、情報漏洩の罪で公安警察から訓戒処分を受けた（彼は2月にコロナで死亡）。彼だけでなく、7人の医療関係者が同様な措置を蒙っている。ただし、この情報はすぐに台湾が把握し、中国政府とは独立に、原因不明の肺炎の集団発生をWHOに報告した。台湾では、即座に、検疫体制の確立を進めた。また、米国のCDC（防疫センター）でも同様な行動を取っている。なお、患者発生は、すでに11月中旬、あるいはそれ以前に生じていたと指摘されている。中国政府の情報隠蔽はいつものことであるが、このときは、さらに「全国人民代表大会」と「全国政治協商会議」の前段階であり、地域の政治的配慮が追加された。

　1月8日には、中国から初めて、国外に飛び火した。それはアジアのタイであり、患者は武漢出身の女性であった。1月9日に、中国政府が、肺炎の病原体を遺伝子配列解析により「新型コロナウイルス」を特定したこ

とを報告した（WHO は 14 日にその検出を認定）。1 月 14 日には、武漢市当局が、新型コロナの〈ヒトからヒトへの感染〉の可能性を報告した。これは感染症として、その後の流行に重要な問題を突きつけた。

1 月 16 日、日本で初の感染が確認された。武漢から帰国の中国人であった。19 日には韓国、21 日には台湾と広がり、同日、米国でも初感染が認められた。ところが、22 日〜23 日、WHO で緊急事態宣言について会合が開かれたが、合意に至らなかった。これは、世界各国が緊急に対策をとっていく必要を警告するものである（中国への忖度と批判が起こった）。この遅れが、さらに感染流行の拡大に繋がった（ところが、遅れて 30 日には宣言が出されるという、ドタバタ劇であった）。この時点ですでに、WHO のパンデミック警告期に該当するのであるが、それも見逃された。

1 月 23 日、中国政府が、突如、武漢市の都市封鎖を行った。これは上記の WHO 会合を踏まえてのアピールであった。ところが、通告と実施時間には 8 時間のタイムラグがあり、その間に、1100 万人の内、数十万の市民が脱出したと推定されている。ところが、武漢市長は、記者会見で、封鎖前に 500 万人が市外に出ていると認めた。このため、中国だけでなく、世界各国に感染が広まったと考えられる。都市封鎖は、その後、湖北省全域に拡大され、対象人口は 6,100 万人におよんだ。

1 月 25 日には、フランスで初感染が確認され、ヨーロッパへも波及し、各国での感染報告があいついだ。2 月にはアフリカ、南アメリカに波及し、世界中に蔓延したことになる。その後になり、遅れに遅れてやっと 3 月 11 日、WHO はパンデミックを確認し、非常事態宣言を行った。こうした経過の中で、全世界の新型コロナ感染者の累積数は、指数的に急増して行った（図 1）。とくに、3 月中旬以降、WHO の対応の遅れは甚大な影響をもたらし、アジアを抜き、ヨーロッパ、北米での感染者が激増している。なお、注意しなければならないのは、感染者、死亡者の累積を見ると、指数関数的に増加するが、これを一日当たりの発生数で見ないと、大きな誤解を招く（図 2）。一日当たりでは、実際、検査数の増加とも関連し、感染者の発生は、3 月初め以降、時間とともに急増しているが、死亡者の発生は、3 月にやや増加したものの、それ以降は大きな増加は認められず、同様な状態が続いているのである。その意味では、それほどの脅威とはなっていない（なお、以降の図表については、累積なのか一日当たりの発生なのか、よく注意してみて欲しい）。

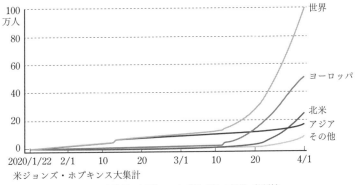

世界全体の累計感染者数

米ジョンズ・ホプキンス大集計

図1 全世界、新型コロナ感染者数の推移（累積）

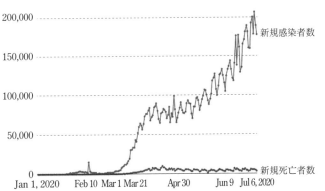

Source: European CDC–Situation Update Worldwide–Last updated 6the July, 11 : 00 (London time)
OurWorldInData.org/coronavirus・CCBY

図2 全世界、一日当たりの新規コロナ感染者と死亡者数の推移

◉日本での新型コロナの動向

　さて、日本での動向を見てみよう（表3）。1月14日に、武漢市と WHO が、ヒトからヒトへの感染可能性を認め、16日に、日本で初の感染発生が認められた。22日、台湾では、武漢からの団体旅行を禁止した。ところが、日本では、入国制限は全くなされず、1月の中国からの観光客は92万人に及んだ。当然、武漢封鎖を逃れた人が多く来たものと考えられる。26日の厚労省のホーム・ページには、検疫官への自己申告のみが

表 3　新型コロナウイルスの日本での動向（2020 年）

日時	
1 月	中国からの訪日、92 万人
1/16	日本で初感染（武漢から帰国の中国人）
1/22	（台湾、武漢と台湾の団体観光客の往来禁止）
1/26	日本、中国から入国、検疫官に自己申告、武漢から帰国、自己申告（中国、海外団体旅行禁止）
1/28	日本、2 例の感染確認、武漢からツアー客バス運転手 日本、指定感染症と指定（施行、2/7）
1/29	日本、武漢に航空機、帰国
2 月初め以降	（世界、134 カ国、中国全土入国禁止）
2/1	日本、武漢を含む湖北省への渡航歴者の入国制限
2/4	日本、クルーズ船ダイヤモンド・プリンセス横浜入港
2/16	日本、専門家会議召集（台湾、1/5）
2/27	日本、全国小中高の一斉休校
3/5	日本、中韓入国制限（習近平来日延期）
3/11	（WHO、パンデミックと認識）
3/24	日本、欧州 18 カ国入国制限（東京五輪延期）
4/7	日本、「緊急事態宣言」
4/16	日本、「緊急事態宣言」、全地域拡大
5/25	日本、「緊急事態宣言」を全面解除

対策として記載されていた（武漢からの帰国日本人も同様）。28 日になり、さらに感染例が見つかったが、これも武漢関連であった。武漢が都市封鎖され、医療崩壊の画像が注目されたにもかかわらず、指定感染症に指定したのみで、施行もずれ込む予定であった。29 日には、武漢からの帰国が行われたが、この時点でも、検疫・隔離は行われず、第一次の感染流行が生じたものと想定される。

　2 月に入り、世界では、134 カ国が中国全土からの入国を禁止したが、日本では、1 日に、武漢を含む湖北省への渡航歴者の入国制限を行ったのみである。前述のように、数百万の住民が中国各地に拡散しており、きわめて不十分な制限であった。2 月 4 日、クルーズ船ダイヤモンド・プリンセスが横浜に寄港したが、そこで感染爆発が起こり、厚労省が指揮をとった。ところが、自省職員までも感染するという、不手際が生じた（ちなみに、自衛隊は感染者ゼロであった）。船に入った感染症の専門家は、感染防御の常識も無い悲惨な状態と指摘した。

　2 月 16 日には、こうした状態を受けて、専門家会議の招集が行われた

が、台湾に比べ1ヶ月以上の遅れであった。それまでは、日本政府および専門家は、武漢およびクルーズ船での発生状況を目の当たりにしながら、重要な感染症ではないと考えていたようである（もちろん、図3に示すように、日本と同様に、国際的にも、感染者の増加はまだ見られていなかった）。ところが、イタリアにおける感染爆発が報道されると、27日になり、突然、全国小中高の一斉休校が行われた。これらの年齢は、新型コロナの感染率も低く、重症化が認められないことが分かっており、ほとんど有害無益な対策であった。

　3月5日、中韓入国制限を遅ればせながら実施したが、これは習近平の来日の延期が決定された後であった。11日には、ヨーロッパ各地での一日当たりの新規感染の増加が認められ（図3）、WHOは、パンデミックと

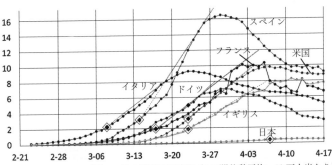

図3　日本と欧米主要国における新規感染者数（7日間移動平均、10万人当たり）の推移（外出制限などロックダウンの発令日を◇印で示す）

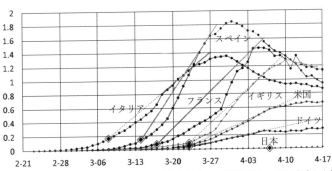

図4　日本と欧米主要国における新規死亡者数（7日間移動平均、10万人当たり）の推移（外出制限などロックダウンの発令日を◇印で示す）

認識した。24 日には、欧州 18 カ国の入国制限が行われたが、東京五輪延期の決定後であり、入国制限が遅れてしまった。そのため強毒化したヨーロッパ型のウイルスの侵入を防ぐことができず、後で述べるよう日本での流行をひき起こした。とくに、入国制限の前に帰国者を迎え入れたが、ここでも自己申告の調査票と検温が行われたぐらいであり、2,000〜3,000 人の無症状者がノーチェックで入国し（PCR 検査は有症状者のみ）、この状態が、水際対策が大幅に強化される 4 月 3 日まで続いた。一定期間の隔離などは全く想定されなかったことが、致命的であった。これにより、第 2 次の感染流行が生じた。

　4 月 7 日には、「緊急事態宣言」が発令され、16 日には全地域に拡大された。しかしながら、この時点では、武漢の特殊な状況での情報から、より一般的な流行状況の情報が蓄積されてきており、図 3 を見ると分かるように、日本での流行は、欧米と比べて、人口当たりの発生数は極めて低く（100 分の 1 近く）、それまでに実行されていた欧米でのロックダウン（都市封鎖）が想定した水準から、ほど遠かった（人口 10 万人当り、2〜3 から開始されている）。こうした状態は、より重要な死亡数でも同様であり、欧米からすると、ほとんど問題にならない水準であった。したがって、欧米の状態に惑わされず、冷静に事実を確認し、対策を考慮すべき段階にあった。

　なお、ロックダウン（都市封鎖）の定義ははっきりせず、そもそも学術用語ではない。これはもともとテロ対策で行われた都市封鎖のことを意味し、感染症に使ったのは、中国当局が武漢の感染爆発で実施した際に、WHO が使ったものである。しかも、都市封鎖により、感染者がある程度減る可能性はあるが、死亡者が減るかどうか、その効果は不明である。

◉出発点となる問題の把握

　さて、日本に的を絞って、新型コロナの事実と問題を確認してみよう。この出発点を間違うと、とんでもない方向へ走ってしまう。図 3、4 で示したように、日本の感染者、死亡者（人口当たり）は、欧米に比べて極めて少なく、その比較を図で示すのは困難である。そこで、主な国の具体的な数値について、2020 年 4 月時点での、累積の感染者数と死亡数（人口 100 万対）を表 4 に示した。マスコミだけでなく専門家も、新型コロナの流行について、多くの場合、感染者数しか触れないが、重要なのは死亡数

表 4　新型コロナウイルスの感染者数、死亡数（累積）
（人口 100 万対、4/11、2020）

地域	感染者数	死亡数
世界	220	13
スペイン	3,462	350
イタリア	2,441	312
スイス	2,877	116
フランス	1,913	202
米国	1,520	57
ドイツ	1,462	33
オランダ	1,425	154
ノルウェー	1,173	21
イギリス	1,086	132
スウェーデン	1,005	88
イラン	834	52
カナダ	587	15
シンガポール	360	1
オーストラリア	247	2
韓国	204	4
香港	134	0.5
ロシア	93	0.7
中国	57	2
日本	47	0.8
フィリピン	40	2
タイ	36	0.5
台湾	16	0.3
インド	6	0.2

（Worldometers, coronavirus cases）

である。また、世界の比較を行う場合、総数ではなく、人口当たりの値を見るのが基本であるが、これも無視されていることが多い（なお、感染者数は、検査実施数に大きく依存するので、比較の指標としてはあまり適切ではない）。

　まず、感染者数（人口対）を見てみよう。日本は、最下位の台湾よりも多いものの、全体では、極めて少ないグループに属している（忘れてはならないのが、年齢の影響であり、高齢化が進んでいる日本では、それを考慮すると、さらに少ない値となる）。一方、欧米では、スペイン、イタリアなどいずれも極めて多く、日本の 50〜70 倍の値を示している。一方、死亡者数（人口比）を見てみよう。感染者数と同様に、日本は、少ないグ

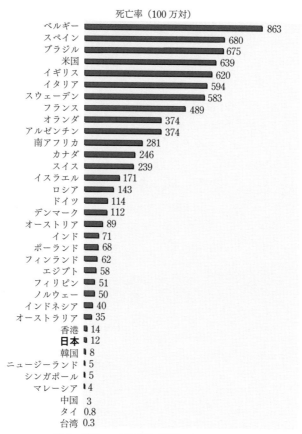

死亡率（100万対）

ベルギー	863
スペイン	680
ブラジル	675
米国	639
イギリス	620
イタリア	594
スウェーデン	583
フランス	489
オランダ	374
アルゼンチン	374
南アフリカ	281
カナダ	246
スイス	239
イスラエル	171
ロシア	143
ドイツ	114
デンマーク	112
オーストリア	89
インド	71
ポーランド	68
フィンランド	62
エジプト	58
フィリピン	51
ノルウェー	50
インドネシア	40
オーストラリア	35
香港	14
日本	12
韓国	8
ニュージーランド	5
シンガポール	5
マレーシア	4
中国	3
タイ	0.8
台湾	0.3

図5 新型コロナ死亡数（累積、人口100万対）
(Worldometers, coronavirus cases, 10/1, 2020)

ループに位置しており、スペイン、イタリアなど、欧米諸国は極めて多いグループとなっている。一般的に、日本を含めアジアでは、欧米に比べて感染者数、死亡者数が極めて低いことが特徴である。さらに追加して、4月から半年を経過した、10月1日現在の死亡数（人口100万対）を図5に示した。以前とほとんど順位は変らないが、日本は死亡数がやや増加している。しかしながら、欧米の50分の1の状態である。

　日本における新型コロナの死亡数（2020年10月、1,600）は、季節性イ

ンフルエンザ（2018 年、3,300）を下回っている。また、国際的には死亡数 101 万であり、一般的に推定されているインフルエンザの 30 万〜60 万と比べて、少なくとも 1.7 倍近くである（ただし、米国の CDC（疾病予防管理センター）によると、新型コロナの死亡数は、過大評価されていることが指摘されている）。また、新型コロナの感染致死率（感染した人が死亡する確率）は、WHO の当初の推定では 3.8% と極めて高かったが、国際的に論文を統合評価した値では、0.68% と推定されている（Meyerowitz-Katz G ら）。しかしながら、分母となる感染者数については、地域人口における測定は限定されており、それを考慮すると 0.1〜0.4% 程度、また、米国の CDC では 0.3% と推定されている（ちなみに、インフルエンザは 1%）。

　以上の結果をみると、日本においては、政策上、とくに緊急の事態とは言えず、一般的な感染症対策（感染者の把握・治療・隔離、さらに予防的で物理的な対策として、集団的な密集を避ける、個人的にマスク・手洗いなどを行う、医療崩壊を避ける）を冷静に行うだけで十分であり、ロックダウンなどの有害無益な対策は不要であった。ただし、日本やアジア諸国で、死亡率が欧米の 50 分の 1〜100 分の 1 近くであった事実を確認することと、その理由を追求することが、今後の対応も含め、政策的には極めて重要な課題であった。

　世界各国の新型コロナの発症状況が分かってきた 3 月頃から、主にアジアの国々の感染率、死亡率が著しく低いことが指摘された。その理由としては自然免疫による影響の可能性が挙げられた。なかでも、BCG ワクチン接種が注目され、それに焦点を当てた地域別比較による、生態学的な研究が相次いで報告され、その関連を支持した。しかも、そうした分析で注意すべき点は、ワクチンの種類でも、効力の強いのが日本株であり、それに次いでソ連株となっており、ヨーロッパ株は効力が弱いことである。また、BCG だけでなく、結核の感染状況も関連すると推定されている。これらが、日本、アジアでの感染率、死亡率の低いことを説明する、重要な要因と推定されており、そのメカニズムについては、引き続き、論議、研究されている。忘れてはならないのは、政策的には、厳密な因果関係は確定されていなくても、不確実な状態の下では、経験論的な根拠による選択は不可欠であることである。

　BCG が効果的と判断する背景としては、ヒトにはウイルスなど感染症

をひき起こす病原体に対して、それを防御するシステムが備わっていることが挙げられる。それが免疫システムであり、自然免疫と獲得免疫の2種類がある。防御は、まず自然免疫で排除が行われ、それを超えると、獲得免疫が働く（予防的なワクチンあるいは感染により免疫が生じる）。最近の研究結果から、自然免疫はさまざまな刺激によって訓練され、強化されることがわかってきた。その例として、結核に対するBCGワクチンは、結核菌だけでなく、一般的な細菌やウイルスに対して、自然免疫を強化・訓練することが示唆されている。それが新型コロナにも該当していると考えられる。そのため、BCGワクチンによる新型コロナの予防について、現在、20件近くの試験が実施されており（カナダ医薬品健康技術局、CADTH）、最近の臨床試験で、医療従事者の感染予防が認められたことが報告されている（Amirlak Iら）。

　上記のBCGワクチンによる影響以外にも、有力な仮説として、〈交叉免疫〉が挙げられている。これは、簡単に言うと、風邪（4種類のコロナウイルス）に繰り返し罹っていると、それだけでなく、コロナウイルスに属するウイルスに対して、免疫を獲得している可能性が高い（Lipsitch Mら）。それには、広域に反応する、免疫を記憶したT細胞が関与すると考えられている。小児で最大60%、成人で6%近くが、こうしたが交叉反応性抗体をすでに持っている可能性があり、新型コロナについても、こうしたメカニズムが働き、アジアで以前流行したコロナウイルスが関係したのではないか、と推定されている。

　いずれにしても、日本を含むアジアで新型コロナの感染率、死亡率が、欧米に比べて、2桁近く低いことが、対策の出発点であることを忘れてはならない。もちろん、今後の予防対策を検討する上で、どのような要因によるものか、研究するのは当然であるが、現時点での実践的な対策には、それを待つ必要性はないであろう。

◉擬似科学による扇動

　日本（アジア）の死亡率は、欧米の100分の1であり、季節性インフルエンザ以下である事実を確認することが重要であり、出発点であることを示した。しかしながら、3月から4月にかけて、マスコミやそこで発言する自称専門家、さらにはWHO事務局長の上級顧問と称するものは、日本で感染爆発が起き、イタリア、イギリス、米国のような状態になると、さ

んざん恐怖を煽った。しかしながら、そのような事実も動向も全く認められなかった。さらに、日本では PCR 検査の実施数が少ないため（意図的に？）、感染爆発を防ぐためには、広範囲な検査が必要と主張した。こうした PCR 検査信仰の反証として、イタリアやニューヨークの例を見るように、不必要な検査の増加は、不必要な患者集中をもたらし、医療崩壊を招いており、多くの批判を浴びている。実際、PCR 検査数と死亡数とは全く相関はなく、感染者数と強い相関が認められている。つまり、感染者が多く発生したところでは、PCR 検査数もそれに応じて増加しただけである。PCR 検査を増やしても、死亡は減少しないのである。

　こうした中、新型コロナの恐怖を煽るように、3 月 10 日、厚労省クラスター班の、北大、西浦が、何も対策をしなければ、今後 3 ヶ月で 42 万人死亡し、重症者が 85 万人、感染者が 1100 万人生じるという、突拍子も無い報告をマスコミに公表した。しかしながら、根拠となる数理モデルも、それに挿入する係数の値については、何も明らかにしなかった。西浦の過去の論文から見ると、モデルは、1920 年後半に提唱された、感染症の数理モデル SIR を基本とした単純なものである。SIR は、感受性保持者（Susceptible）、感染者（Infected）、免疫保持者（Recovered、あるいは隔離者 Removed）を基本的な要因とする感染症の流行モデルである。現在は、これにさまざまな修飾を加えたモデルが開発されている。しかしながら、基本は極めて単純であり、多様な要因がからむ現実社会の複雑系を把握できるとは考えられず、その使い道としては大まかな思考実験ぐらいしかない。

　当時発表された内容についての問題点を表 5 に示した。まず、単純な結果の数値しか示さず、シミュレーションモデルの内容や計算過程は非公開であった。政策に絡む重要な内容で、こうした秘密主義は非科学的であり、誰も検討・検証が出来ない。第二に、最も基本となる基本再生産数（全く免疫を持たない集団で、一人の感染者から何人感染するか）を 2.5（当初、1.7）としているが、これは武漢など特異的な感染爆発の状態での値であり、日本の基準としては不適切である。その他の係数も、検証されていない。第三に、シミュレーションの開始日の初期状態、それ以降の具体的な日時別の

表5 西浦シミュレーションの問題点

モデル内容の非公開
挿入する数値の不明
想定する具体的日時の不明
現実との一致の未検討
空想的なモデル

数値が示されていない。第四に、こうしたモデルを発表する前に、モデルが現実と一致するのか、妥当性を検討するのが、正当な手続きである。具体的な日本の発生状況、死亡状況を組み入れておらず、モデルの妥当性を検討した形跡はゼロである。さらに、継続的にデータを追加してゆき、それに基づき、妥当性や信頼性を、逐次修正することが重要であるが、そうしたフィードバックは全く見られない。最後に、全体を通じて、もっとも重要な問題は、モデル自体が空想的であることである。感染に対する自然免疫などが皆無の、しかも年齢、性の要因が考慮されない、まったく空白のヒトを想定しているため、荒唐無稽なシミュレーションとなる危険性が高い。

こうした数理シミュレーション結果のみが、記者会見で発表され、その後、五輪が延期となったことを受け、3月30日の小池都知事が、記者会見で、緊急事態宣言を課題として取り上げた。その際、西浦も同席し、感染爆発と接触8割削減などを扇動的に訴えたが、感染者が急激に増加するという推定も非現実的であり、8割削減で逆V字型に急激に感染者が減少することも荒唐無稽である。実際、ロックダウンした国で、このような現象は皆無であった。ところが、専門家会議でも批判的な吟味が行われず、4月7日、政府の「緊急事態宣言」に直接結びついた。不思議なのは、緊急事態宣言が、どのような根拠に基づいて発令されたのか、まったく分かっていないことである。こうした情報に、マスコミが乗り、一方的な情報を宣伝するとともに、専門家と称する人、さらに政府も、追従する（あるいは悪用する）という、悲惨な状況が生み出された。

西浦は、英国のインペリアル・カレッジ・ロンドンのニール・ファーガソン教授の末流に当る。SIR数理モデルの研究者であるファーガソンは、イギリスの新型コロナウイルス委員会のメンバーであった、彼のシミュレーションによると、死亡者が50万におよぶということで、マスコミと国民に押され、イギリス政府はロックダウンを行った。ところがその効果も無く、しかも、予想した数値は大外れであった（実際には3万人）。彼も西浦も、シミュレーションは「何もしなかった場合」の結果と、常に言い訳をしている。実際の社会では、災害にあって何もしないことは無く、どのような要因がどれほど影響するか、その情報を知りたいのであり、このような言い訳は、まったくの詭弁である（良い結果が出れば、シミュレーションの成果であり、悪い結果が出れば、それを取り上げなかった者

表6 ファーガソンの感染症予測の誤り（付、西浦の誤り）

年	疾患	予測死亡者数	実際死亡者数
2002 年	狂牛病	50,000～150,000	178
2005 年	鳥インフル	200,000,000	78
2009 年	豚インフル	65,000	457
2020 年	新型コロナ	500,000	30,000
西浦	新型コロナ	420,000	920

（西浦の値は、3月予想による、3ヵ月後の値）

のせいである、とするのである）。先にあげた、西浦の問題点が、彼の結果にも、そのまま当てはまる。その後、世界の著名な学者達から厳しい批判が数多く寄せられた。なお、彼のモデルがトンデモなものであるのは、過去の実績を見ると良くわかる（表6）。予測と実際の値が、2桁も3桁も、つねに間違っている。それが今回も繰り返されて、悲喜劇が生まれた（なお、西浦は、日本の低死亡率を組み込むことができず、ファーガソンよりも酷く、3桁近くはずしてしまった）。

◉日本の対策とその有効性

　ここから日本政府の対策の実態が、根拠に基づくものか、さらにその有効性がどの程度であったか、検討しよう。再度、発端からとられた政策を見てみよう。1月から2月にかけては、まだ新型コロナによる被害の実態について、十分な情報が得られない状態であった。その意味では、「最善を願いながらも、最悪に備える」（キケロ）、という戦略で、情報収集と分析が重要な課題となる。

　まず、新型コロナ発生時に全世界のマスコミが報道し、その強毒性を植えつけた情報を確認してみよう。何と言っても、1月の中国の武漢の状態である。中国の情報は信頼性とともに、その内容が乏しいが、最近になって明らかとなった、武漢における新型コロナの患者致死率（死者数／報告患者数）は5.1%であり、極めて高い。この値は、湖北省を除く中国全土の0.9%をはるかに上回っていると指摘されている（関山）。その原因として、急速な感染者増加による医療崩壊と推定されているが、説得性にかける。しかも、1,000床を超える野戦病院が2つ、10日間のうちに建設されたが、実際には、そのベッド使用率は低かったことが指摘されている。

　一方、より正確な情報として、日本における、クルーズ船ダイヤモン

ド・プリンセス号の感染爆発では、患者致死率は 1.5% であり、感染率は 19.2% であった。これらの状態は、前に述べたような感染者致死率とは一桁以上高い。これは、いずれもが、完全に封鎖・閉塞された状況下で、ウイルスが培養されたような異常な状態での現象である。7 章の古代のアテナイの疫病では、スパルタ軍により包囲された城砦内で疫病が蔓延したが、それが現代に再現されたと見てよいであろう。

　以上の 2 つの事例については、最悪の状態といえ、特異な状況下での感染爆発と見ることができる。その意味では、まずは、感染地域からの入国を至急制限し、検疫を十分に行うことが課題となる。ところが、前に説明したように（表 3）、日本政府による、中国からの入国制限は、遅れに遅れてしまい、検疫も中途半端なものであり、新型コロナの侵入を許してしまった。指定感染症に指定したのは、この時点では仕方がないとも言えるが、その後の状態を見て、臨機応変に見直しの可能性も残しておくべきであった。その後のクルーズ船の感染では、隔離、検疫も、極めて不十分なものであり、厚労省の感染対策の不備が目立った。ここで、専門家会議が召集されたが、国民への説明は極めて乏しい状態であり、その後も、専門家としての見識と主導性に問題が残された。2 月末に、それまでの情報でも、幼児や若年者の感染率は低いことを把握していたと思われるが、突然、学校閉鎖が行われた。これは、感染予防にならず、生徒への生活上へのストレスを与えるものであり、国際的に見ても政策的には失敗であった。その際にも、科学的な根拠は示されなかったし、専門家会議からの表明もなかった。

　3 月以降には、世界で流行が広がり、対策のあり方に大きな転換が求められた。というのも、新型コロナに関する情報が世界的に蓄積されてきており、最悪の状態を想定する戦略は終わりを告げ、「ペストと戦う唯一の方法は、誠実さである」（カミュ）という、具体的な事実に基づき、有効な対策を実施する戦略に転換することが求められた。3 月に入り、WHOのパンデミックの認識が遅ればせながら公表されたが、日本では、欧米からの入国制限が遅れ、検疫の不十分さが加わり、強毒性のヨーロッパ型の侵入を許してしまった。ここまで、初動の〈最悪に備える〉政策は実現せず、そのため、日本でも、本格的な第 1 波の感染流行に襲われることになった。

　国際的な比較では、図 3、図 4 のように、新型コロナの感染率、死亡率

は、欧米に比べ100分の1近くで、これらの図では、日本の状態は横軸とほとんど重なり、細かい状況が分からない。そこで、日本に焦点を当て、拡大した図6を見てみよう。これまで感染者として報告されてきた数は、実は、感染した時点での感染者数ではない。感染から発症までの潜伏期、発症から検査による確定までの期間などにより、時間的遅れが生じる。それらを総合すると感染から約2週間後の状態と推定される（実際の感染日を確定するのは困難であるため）。

　この図から見ると、感染日の感染者数は、3月10日頃から急激に増加する。しかし、そのピークの3月28日頃でも、700程度であり、欧米に比べるとほとんど問題にならない（図3、図4を参照）。死亡者数は、ピーク時点でも70、移動平均では25と極めて少なく、さらに問題ではなかった。感染者の実効再生産数（流行段階で、一人の感染者からの二次感染者数を示す。ここでは、基本と実効の違いについては、説明が煩雑になるので、省略するが、以降、実効再生産数を示す）は、2月8日頃ピークで5近くであり、次に3月1日頃に小さい山の1.5程度、そして、2峰性のピークが、3月15日、25日頃に2を越えて認められる。これらは中国からの感染者、欧州からの感染者による流行を反映している。

　「緊急事態宣言」は4月7日に発せられ、16日に全国に拡大されたが、

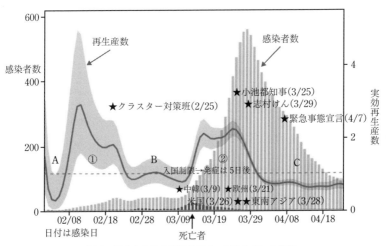

図6　日本における感染者数（一日あたり）の推移

感染者数はすでにピークを過ぎて急激に減少しており、再生産数も1を下回っていた。つまり感染の流行曲線はすでに終盤を迎えていたのであり、まったく意味が無かったのである。このデータは、専門家委員会も厚労省のクラスター分析班が分析し、すでに認識していたものである。この時点で、指定伝染病の指定は解除し（2類［SARS など］となっている）、インフルエンザなどの5類にすべきであった。しかも、政令により、「無症状も患者とみない、強制入院させる」という1類（エボラ出血熱など）に格上げされているため、無用な入院が発生し、医療機関への負担を高めた。例えば、日本の人口あたり ICU 数が決して多くなく、アメリカやドイツには遠く及ばず、イタリアなどと比べても貧弱である。幸いなことに、それらの国と比べ、感染者がきわめて少ないため、医療崩壊などに直面することが無かった。

日本の「緊急事態宣言」は、強制力の無い自粛によるものであり、欧米のロックダウン（都市封鎖）とは、その苛酷さとは大きな違いがある（表7）。欧米では、いずれの国も、基本的に「不要不急の外出を禁止」するものであり、その他にも集会の制限などがふくまれる。そして、「違反者には罰金」を強制的に課している。一方、日本は、「要請」するものであり、強制力はない。しかしながら、同調圧力の強い国民性と、政府、マスコミ（およびそこに登場する自称専門家）の扇動とにより、社会活動に大きな

表7 欧米諸国のロックダウン （日経）

各国の外出制限をめぐる措置

	外出制限などの措置	強制力
米　国 （NY 州の場合）	不要不急の外出自粛を要請。原則100% の在宅勤務を義務付け	出勤禁止違反で事業者に罰金
フランス	買い出しや通院などを除き原則外出禁止	違反者に罰金。違反を4回繰り返せば約44万円の罰金と半年の禁固刑
イタリア	原則禁止。理由を記した証明書の形態が必要	正当な理由なく外出すれば最大約35万円の罰金
スペイン	食料品購入などを除き原則禁止	違反者には罰金
英　国	買い出しや散歩を除き原則禁止	違反者には罰金
ドイツ	一部の州で外出制限。3人以上の集会を禁止	罰則の有無や程度は州により異なる
日　本	不要不急の外出自粛を要請	なし

影響を及ぼし、生活・経済活動に無用な大打撃を与えた。これは、皮肉なことに、方針が右往左往したWHOがインフォデミック（情報災害）と名付けたもの、そのものであった。

　こうしたロックダウンを実施した結果、感染者数は減ったのであろうか？　以前にも述べたが（図3、4参照）、スペイン、イタリア、フランス、イギリス、ドイツ、米国、すべての国々で、感染者数だけでなく、死亡者数も減少は認められなかった。逆にそれらは増加しており、流行曲線のまま推移した。そうした事実と根拠がすでに揃っていたにもかかわらず、日本ではロックダウンのまがい物を実施し、見事に失敗したのである。その損失は、経済不況だけでなく、財政負債、自殺などもふくめ、今後ながい期間、国民が負担することになる。

　欧米でも、ロックダウンしなかった国がある。それはスウェーデンであり、ロックダウンしたイギリスや米国と比べて、死亡者数の経過を比較してみよう（図7）。スウェーデンは、他の国と同様に、死亡者数が早期に増加し、ピーク後、なだらかに減少している。しかしながら、イギリスよりも死亡者数は少なく、米国よりもやや高い傾向を示している。ここで、イギリスのファーガソンの死亡者数の予測を見てみよう。「何もしない」場合は10万以上、スウェーデンの戦略で9万と推定したが、実際は、5,600であり、一桁はずしている。後に、ファーガソンはこの誤りを謝罪したようである。いずれにしても、当初は、世界各国から、スウェーデンの戦略は批判の的にされたが、死亡数など、ロックダウンした国とほとん

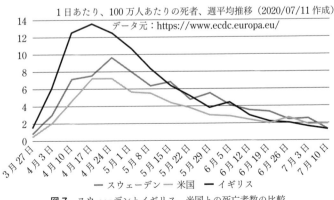

図7　スウェーデンとイギリス、米国との死亡者数の比較

ど流行状況は変らず、経済影響は極めて少なかった。

　極めて興味深いのは、ロックダウンの影響は、感染者数と死亡者数の単純な推移から一目瞭然であるが、ときにシミュレーションモデルに基づく分析では、効果があると報告されることがある。その根本的な誤りの原因は、感染の流行曲線を無視することにあることが指摘されている。今回の新型コロナの流行曲線は、世界の国々で一般的に、初期の高い死亡数から、20〜30 日でゼロ近くへと減少する（Atkeson A ら）。それを考慮しないと、対策を実行したことにより、効果は無くても減少したと誤解するのである。

　しかしながら、ロックダウンの影響は、かなり広範囲で深刻なものである。試みに思いつく項目をいくつか挙げてみよう（表 8）。まず、経済関連では、飲食や交通産業での企業倒産の増加、それにともなう失業者と自殺者の増加が認められる。病院でもコロナ騒動による受診の減少による経営悪化と倒産が生じている。こうした影響の累積により、経済が悪化し、GDP は 28% 減少した（4 月〜6 月）。また、こうした不況に対して、給付金など財政支援などの財政負担も膨大な額に達する。一方、社会生活関連では、高齢者など脆弱者の孤立化、孤独化が進み、失業などによる母子家庭への圧迫も高まる。栄養もファスト・フードが増加し、運動が減少することによる健康影響がもたらされる。また、社会交通の遮断により精神的ストレスも増加する。これらの影響を総合化すると、国民の生活の質が大きく阻害されることになる。今後、これらの点について、実証的な研究が報告されてくるであろう。

　日本のとるべき戦略については、専門家会議が早期に提言していた。それは、ごく一般的な感染症対策のモデルで、感染のピーク値をできるだけ低くするものである（図 8）。ワクチンも治療法も確立していない段階では、新型コロナを封じ込めることは想定できない。そのため、一端、新型コロナが侵入した後は、感染爆発とそれによる医療崩壊が起こらぬよ

表 8　ロックダウンの社会影響

経済関連

飲食、交通、観光、娯楽などの企業倒産
失業者の増加と自殺
病院の経営悪化と倒産
経済不況
財政負担

社会生活関連

高齢者の孤立化、孤独化
母子家庭への影響
癌など他の疾患の治療阻害
栄養・運動への影響
精神的ストレス
国民全体の生活の質の阻害

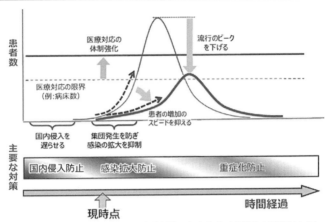

図8　日本の当初の新型コロナの感染対策の想定戦略（専門家会議資料より）

う、感染者の把握と治療、追跡を行うことであった。実際、どの国においても、どのような対策をとっても、感染流行の曲線はほとんど変えることができなかったのである。これは、結果的には、実質的な〈集団免疫〉（感染により、一定の人口が免疫を得ると、流行が終息する）をもたらしたと言っても、間違いは無い。これは、通常、感染症についての、〈緩和戦略〉（mitigation、あるいは抑制戦略）と呼ばれるもので、〈抑圧戦略〉（suppression）という、ロックダウンなどにより、感染者を徹底的に減らす方法とは対比的なものである。これは別名、〈ハンマーとダンス戦略〉と呼ばれている。つまり、ロックダウンなど強力な対策で新型コロナを叩けば、あとはそれとダンスするように付き合えるというわけである。

　集団免疫については、感染放置だという批判があるが、高齢者の保護も含め、適切な対策を実行した上で、結果的にそうなるだけであり、現在では、国際的に最も妥当な戦略と考えられている。とくに、自然免疫などにより、感染レベルの極めて低い日本のような場合は、適切な戦略といえよう。この集団免疫が成立するような、国民の感染率がどのレベルにあるのかは、想定することが難しく、大きな論議を呼んでいる。数理モデルのように空白の人間を想定すると、60％近くが推定されているが、欧米の感染流行の地域では、ピーク後の抗体検査などにより、10％〜20％程度と

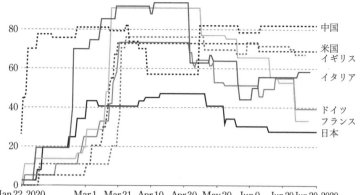

図9　新型コロナ対策の規制強化度（オックスフォード大）

考えられる。日本では、感染実態の地域調査が行われていないが、不十分な調査では、1％未満と推定される。日本は、「緊急事態宣言」へと政策を踏み外し、冷静な道筋を見失った。

　ここで、各国政府が行った新型コロナの対策について、その規制の強度を比較してみてみよう（図9）。この強度は、職場閉鎖、集会規制、外出自粛、国内移動制限など9項目重み付けで、緩やか0〜強い100の値で示される。日本は、欧米の国に比べて、1月の武漢からの感染を除き、2月以降は、その強度は最も低い状態で推移した。なお、ロックダウンしなかったスウェーデンは、日本を少し上回るぐらいであった。何と言っても中国が現段階でもトップである。

◉新型コロナの想定される基本的な対策の根拠

　対策の選択肢と可能性について、10章の中世黒死病のパンデミックで検討したのと同じ枠組みに基づき、考えてみよう。新型コロナの感染症対策として、3つの要因、すなわち感染源、感染経路、宿主に分ける（表9）。

　感染源では、ウイルスの遺伝子配列は確定しているが、ウイルスを駆除する方法は無い。患者の治療については、根本療法は無く、対症療法としては、デキサメタゾン（ステロイド抗炎症薬）、レムデシビル（抗ウイルス薬）の効果の可能性があるが、その根拠は弱い（その後、WHOの国際

表9 新型コロナウイルスの感染症対策と、その可能性

要因	内容	想定対策	現状の可能性
感染源	ウイルス、患者	治療・隔離	対症療法、隔離
感染経路	患者、ウイルス付着物	検疫・隔離、遮断	検疫・隔離、予防
宿主	ヒト	免疫獲得	ワクチンなし

試験で効果が否定された）。ヒドロキシクロロキン（抗マラリア剤）は有害事象が重大であるため使用は困難である（Juul S ら）。また、回復期患者血漿も効果の可能性があると推定されている（Suna M ら）。ただし、治療法としてはいずれも明確なものはないといえよう。

したがって、唯一効果的なのは、患者の隔離ということになる。感染経路では、患者からの飛沫ないし空気感染（現段階では、これが中心となっている）、それらの付着物の接触感染がある。それを避けるには、患者の検疫・隔離が基本であり、予防としては物理的な方法を用いる（手洗い、マスク、社会的距離、密集回避など）。宿主では、ウイルスに対する免疫を獲得するためのワクチンが挙げられるが、臨床試験が緊急に進められているものの、まだ開発途中であり、実用化されたものは無い（なお、インフルエンザではワクチンが開発されているが、決定的なものは無い）。こうして見ると、有効な対策としては、患者の検疫、隔離ぐらいしかない。感染に対する研究が急速に進み、対症療法がいくつか利用可能とはいえ、中世の時代から大きな進展は見られないといえよう。

物理的な予防法について、科学的な質の高い、無作為比較試験の根拠を統合した情報を見てみよう（表10）。新型コロナについては、感染流行中なので、その情報は無く、その他、インフルエンザなどの呼吸器感染症が対象となる。ただし、こうした情報を誰が利用するのかが重要な問題である。医療従事者は、基本的に、マスク、手洗いなどを実行しているので、とくに問題とならない。その中で、マスクを利用すると（しない場合に比べて）、呼吸器の感染が0.4倍まで、減少することが認められる。その他の方法については、情報はない。

われわれが知りたいのは一般人についての情報である。マスクにより感染は0.8倍、手洗いにより0.9倍に減少するが、その程度はわずかである。これらの情報の質は低く、疾患によっては偶然の影響が強い。うがいについては情報が無い。また、社会的距離についても同様である。唯一、

空港における検疫が調査されているが、ある指標では有効であるが、ある指標では有害となり、どちら付かずの結果であった。科学的な質の低い研究法による情報も利用でき、これよりも広い範囲で効果が示されているが、必ずしも信頼できるものではない。

以上のように、物理的な予防としては、集団では密集を避ける、個人的には、マスク、手洗いをするなどが利用

表10 物理的なウイルス感染予防法と根拠（無作為比較試験による）

項目	対象		
	一般人		医療従事者
マスク	0.8	△	0.4 △
手洗い	0.9	△	—
うがい	—		—
検疫（空港）	?		NA

数値：対照を1とした、相対的な危険度、？：限定した影響で、どちらともいえない
△：統計学的有意差なし（ただし、確定したインフルエンザを指標とした場合であり、インフルエンザ様疾患、急性呼吸器疾患などを含めると、有意となる）
（Jeffersonら、およびAl-Ansary Lら、2020）

できるが、それほど明確な効果があるものではなく、巷で行われている行政主導の過剰な実施は無駄であり、その効果を期待するのは困難である。また、科学的な根拠の無い、新しい生活様式は、期待される利益に比べ、生活の質を阻害する不利益が大きいため喧伝すべきではなく、個人の生活に対する過剰な干渉と考えられる。その意味では、根拠に基づき、社会倫理的な問題を取り上げるべきであろう。

●世界各国での政策実行

新型コロナ対策について、日本の政策の内容とその成果を検討したが、世界各国の中から、代表的な国を選び、そこで実施された政策と新型コロナの流行状況について、比較検討してみよう。

まず、何と言っても台湾は、死亡者数（人口当たり）が最も低い（図5）。これは、迅速積極的に入国制限と検疫を実施した結果である。IT技術により、情報管理システムの体制を整えるとともに、携帯電話による隔離対象者の把握など、感染情報の把握を行っている。これには、SARSなどの過去の感染症の経験が、政府と国民の間に定着したことが、背景として挙げられよう。人口2,400万の小国であることが、こうした管理を容易にした面も無視できない。こうした方法は、前に述べた〈抑圧〉戦略による封じ込めである。ただし、基礎となる自然免疫の高いアジア諸国の特性に、こうした感染症対策の成果が上乗せされたものであることを忘れては

ならない。しかしながら、新型コロナウイルスを取り除くことはできず、入国制限などの規制もいつまでも持続することはできないので、それらの緩和が徐々に行われると、集団免疫の点から、これから課題を抱えることになるであろう（追記、2021年5月、ついに感染爆発が生じた。致死率も高いと指摘されている）。

　一方、中国も死亡者数はかなり低く、ここも〈抑圧〉戦略をとり、新型コロナを封じ込めたといわれることがある。しかしながら、専制的な国家であるため、国家的な情報操作が平然と行われている。この情報については信頼性が極めて乏しい。2月以降、新規感染者がゼロのまま6ヶ月間続くことなどありえない。しかも、突然、膨大な数の死亡者や感染者が報告される。武漢封鎖の中で、感染爆発を起こし、多数の患者が死亡している。その後は、携帯電話による徹底した追跡と隔離、移動制限、2億台を越える膨大な監視カメラによる監視を行った。もちろん、他のアジア諸国と同様に自然免疫などが基礎となり、感染の低下に繋がっている。なお、こうした〈接触者追跡〉については、2019年、WHOのパンデミックインフルエンザ対策に関する調査では、医療の観点から「接触者追跡」は「どのような状況でも推奨されない」と指摘されている。その意味では、とくに新型コロナの健康障害は限定されているため、公共の利益を論議する以前の段階で、社会的な合意のないまま、こうした手段を強行することは、社会倫理上、大きな問題であろう。

　これらと並び、韓国の対策は、「韓国モデル」と言われ、国際的に注目を浴びたが、上記2カ国と同様な方法を用いた。しかしながら、死亡数（人口当たり）は、中途半端な〈緩和戦略〉（あるいは〈抑制戦略〉と呼ばれる）の日本よりやや少ない程度であり、あまり変らない（しかしながら、高齢化を考慮すると、あきらかに日本よりも、感染率、死亡率は高い）。韓国は、2015年、サウジアラビア起源のコロナウイルスによるMERS（中東呼吸器症候群）の流行に失敗した苦い経験があり、その後、疾病管理体制を強化している。新型コロナでは、住民登録証を利用し、GPSやクレジットカードなど、あらゆる情報を政府が追跡できる。また、全国800万台の監視カメラをそれらと連携させて追跡に利用した。また、携帯電話のアプリで自己診断が義務付けられた。そのため、全国民の病歴も性生活も政府に丸見えで、感染すると行動履歴が（匿名とはいえ）ネットに公開され、追跡された。これは、中国とほとんど同様の方法である。

また、PCR検査が広範囲に実施されたが、これが感染の流行と被害を抑制したかどうかは不明である。また、外出制限などのロックダウンも合わせて実施されている。こうしたプライバシーを侵害する監視・追跡を強力に、インフルエンザなみの疾患に対して実施することには、大きな疑問を呈さざるを得ない。しかも、比較的ゆるやかな日本の政策と成果が変らないのでは、さらに問題である。中国と同様に、社会倫理的に大きな問題があるにも係わらず、ほとんど批判が行われない、あるいはそれを抑圧した、特殊な国である。

　ここまで厳密な追跡、監視の管理を行わないものの、早期から迅速に、入国制限やロックダウンなどの〈抑圧戦略〉を実施した国としては、オーストラリア、ニュージーランド、シンガポール、香港などが挙げられる。図5に示したように、死亡数（人口当たり）は、オーストラリアはやや高いが、日本と同様に最も低いグループに属している。その意味では、感染対策の優等生と呼ばれていた。しかしながら、後で述べるように、第2波により、急激な感染拡大と死亡数の増加が発生している。とくに、オーストラリアとニュージーランドは、BCGの強制的な接種国ではないため、自然免疫の基礎が無く、感染流行すると、大きな影響がおよぶことになろう。

　ヨーロッパでは、早期の入国制限などの水際対策が遅れ、その後、ロックダウンの〈抑圧戦略〉を取った国が多い（米国なども、各州でバラツキがあるが、これに含まれるであろう）。いずれも、死亡数（人口当たり）は多く（図5）、ひどい場合には、イタリアを初めとして、管理体制が整わないまま、医療崩壊に繋がっている。これらの国は、他のアジアと異なり、BCGなどの自然免疫などが存在しないためと考えられ、流行規模が大きい。そうした中で、健闘したのがドイツであった。早期に患者隔離、社会的活動の制限などを行ったことで、死亡数は中程度の集団に留まった。ロックダウンも比較的後で実施している。注意しなければならないのは、旧東ドイツでは、ソ連株のBCGの集団接種が行われているため、それによる自然免疫の影響も否定できない。

　ロックダウンを行わなかった例外的な国がスウェーデンである。確かに、死亡数は比較的多いが、ベルギー、スペイン、イギリス、米国などよりも少ない。集団免疫戦略だと批判されたが、それを目的としていない、〈持続可能性戦略〉を提唱している。入国制限や封鎖などを行わず、外出

制限も無く、可能な範囲での在宅勤務（学習）が促がされた。ほとんどの対策は、自粛・勧告に留まった。その意味で、国民の自主性と、通常の生活を重視したものである。こうした対策は、経済的な影響が少ないことが指摘されている。

　以上のように、新型コロナに対する〈抑圧戦略〉は、感染者数をある程度抑制できたかもしれないが、肝心の死亡者数にはほとんど影響が見られなかった。それは、ITを駆使し、強力に監視や追跡などを行った国でも同様である。それらの国の感染の流行曲線は、アジアの諸国と同様であり、感染の利害得失を考慮せず、個人の権利を抑圧するような対策には、大きな問題が残される。

◉新型コロナの第2波はやってきたのか？

　日本では、5月に入り、一端、新型コロナの流行は収束を迎えたが、その後、7月になり、東京都では、PCR検査陽性者が200人を超えた頃から、行政やマスコミは、新型コロナの感染拡大（あるいは第2波襲来）を喧伝しはじめた。さらに全国でも第2波と騒ぎが拡大した。7月末には、都知事は独自の緊急事態宣言を発する可能性も触れた。ちなみに、当初の流行予測を3桁近くはずした、北大の西浦は、さらに第2波で入院患者が9.5万人発生すると、過剰な推定を発表した。

　そこで、最近の新型コロナの流行の動向について、事実を確認して見よう（図10、2020年10月8日現在）。7月に入り新規（一日当たり）感染者は急速に増加し始め、7月末には過去最多を更新した。そして8月の5日前後にピークを迎えたが、その数は第1波のピークの2.5倍ちかくであった。その後は、急速に減少し、9月中旬からは、一定の状態が続いている。一方、新規死亡者数は、感染から1ヶ月程度のタイムラグを持ち、8月に入り増加し始め、8月中旬頃は、移動平均で10〜15の間を変動しながら、8月末にピークを迎え、10月には平均で5前後に減少し、その状態が続いている（実は、同じようなことは空港検疫でも起きており、感染者数は毎月倍増しているにもかかわらず、感染者の95％近くが無症状と報告されている）。こうした流行は、東京から大阪など全国へ拡散したことが指摘されている。しかしながら、全体の状況を踏まえると、第1波と比べて、重要な指標である死亡者数はかえって少なく、果たして騒ぐような状況なのか、疑問といわざるを得ない。しかも、一部の指摘では、マスク

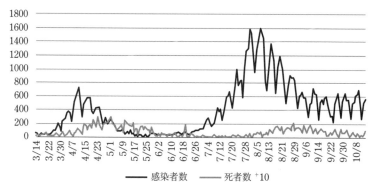

図10 感染者数と死亡者数の推移（10月8日現在）
（死亡者数は、数値の10倍拡大で図示）

凡例: ━━ 感染者数　　━━ 死者数 ⁺10

の過大宣伝により、高齢者が一日中マスクを
付けることにより、夏の高温多湿の下、熱中
症による死亡が増加したといわれている。こ
うした点については、明確な検証が求められ
よう。

表11 第2波の新型コロナ流
行の問題点

PCR検査の大幅な増加
検査の感度上昇とゆるい基準
ウイルスの突然変異
死因の変更通達

　この8月から9月の流行の状態について
は、多くの点で注意を要する（表11）。まず、PCR検査数が以前の5倍〜
10倍近くまで大幅に増加していることである。検査対象と検査数を増や
せば増やすほど、検査陽性者（感染者）が増えてゆくのは、当然である。
例えば、東京での検査状態を見てみよう（図11）5月以降、PCR検査数
は劇的に増加している。しかしながら、検査陽性者（感染者）が増加する
のは7月に入ってからである。検査陽性率は（陽性者数／検査数）、急激
に低下している。例えば、東京では、第1波の際は、20%〜30%近くに
及んでいたが、最近では、5%を切り、3%近くに低下することもまれで
はない。前にも述べたが、日本の潜在的な感染率が1%近くと推定される
が、検査を増やせば、それに応じて感染者が発見されると考えられる。
　つぎに、厚労省が進めてきた新規検査機器の導入である。そのため検査
の性能（感度）が上がり、以前では陰性のものが、陽性となっている可能
性が高い。これは、微量のウイルスやその断片でも検出できるため、感染
していなくても粘膜の近くにウイルスが存在すると陽性となる危険性が高
い。検査の陽性基準（カットオフ値）を適切に設定すれば、陽性は激減す

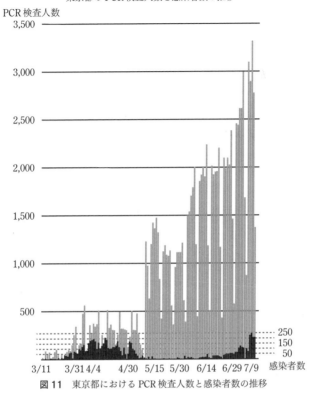

図11 東京都におけるPCR検査人数と感染者数の推移

　る。例えば、米国では、検査陽性者の90％がほとんどウイルスはなく、ウイルスのかけらを拾っている、と批判された。また、国際的にはPCR検査の感度の基準、Ct値が35であるのに、日本は感染研の指定で40と数十倍甘い値となり、感染者と判定するものが増大する。陽性≠感染≠発症なので、日本での検査の陽性の基準の公開と、感染の有無との関連を情報公開すべきであろう。

　第三に、7月以降の流行について、国立感染症研究所によると、6月中旬に突然、弱毒化したコロナウイルスのクラスターができたと報告されている。まず、1月、2月に、武漢型のウイルスが侵入し、その後、3月、4月に、欧米型の強力なウイルスが杜撰な検疫により侵入し、第1波の流行

をひき起こした。その後、6月にはウイルスが変異し（東京型）、弱毒となったと報告されている。それが、検査陽性者が増えても、死亡者は少なかった原因の一つと考えられる。現在は、感染者の内、無症状が80%〜90%を占めるといわれており、感染者がいたとしても、医療崩壊を招く危険性はほとんどないであろう。逆に、軽症者が多いので、無駄に入院や宿泊施設での隔離などをしないことが必要である。つまり、指定伝染病を解除すべきなのである。季節性のインフル以下の死亡率なので、それに準じた対応が求められる。

　最後に、6月中旬、厚労省により、新型コロナ陽性の場合、死因をコロナとするよう、通達が出された。このようなデタラメな行政指導で、原則的な死因の判定を改変するのは、大きな問題である。これが、死亡者数の過大評価をもたらしている。とくに高齢者では、新型コロナに感染したとしても、死亡の主な原因は、彼らの基礎疾患によるものがほとんどである。こうした問題の指摘は、世界各国から指摘されており、ちなみに、米国でも、新型コロナで死んだとされる15万人のうち、新型コロナが単独の死因だったのは6%（約1万人）のみとCDC（疾病予防管理センター）が報告している。

　以上のように、第1波の流行とくらべて、第2波は（と呼ぶべきかどうか疑問であるが）、感染者数の増加が認められたが、それにはPCR検査の増加と利用法などによる影響が大きく、直接比較することは困難であった。しかしながら、死亡者数は、第1波とくらべても、発生率そのものは比較的低く、感染症の予防対策としては、特別な対応が必要とは言えない。もう一度、冷静に事実と根拠を振り返り、無意味で有害な対策と自粛を中止し、科学的な対応を行うべきであろう。

　ここで世界に目を転じてみよう。実は、世界では第1波の流行がほぼ収束していたが、2000年6月以降、欧米を中心として第2派の流行が生じている。米国、イタリア、スペイン、フランスでは、感染者数は従来と同じかそれ以上に増加しているが、死亡者数は少なく、患者致死率をみると、ほとんどが第1波の3分の1〜10分の1に留まっている。例外的に、ロシア、東欧などでは、第1波との区切れがあまり目立たず、そのまま変動しながら、継続している。第2波の具体例として、日本と対比して、米国の第2波を図12に示した。日米ともに感染者数が増えても、死者数に顕著な増加は認められなかった。しかも、日本の値は米国の1/100のレ

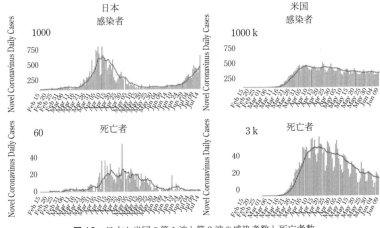

図12 日本と米国の第1波と第2波の感染者数と死亡者数

ベルに過ない（感染、死亡ともに、目盛りは、米国の数値はK（1000）が付いており、日本の目盛りの1000倍である）。

　一方、ロックダウンや検疫、検査を強化して、一部の専門家やマスコミから優等生と賞賛されていた、香港、シンガポール、ニュージーランド、オーストラリア（図13）、ハワイでは、急速に感染が増大し、しかも死亡者数も第1波を越えるという皮肉な結果が生じている。こうしてみると、結局のところ、いずれの地域も、住民の間で感染が進み、新型コロナに対する集団免疫が一定程度達成されない限り、ロックダウンなどの規整を緩和したとたん、感染流行が急激に生じることが明らかとなった。

　第2波の死亡者の減少が、どのような理由によるものか、まだ不明であるが、第1波で脆弱者が感染で死亡するとともに、住民の集団免疫が一定程度進んだ可能性、さらに日本で推定されているように、ウイルスの変異による弱毒化の可能性も否定できない。

◉今後の対策の行方

　新型コロナの流行について、日本での死亡数（人口比）、感染者数は、欧米の50分の1〜100分の1近くであり、季節性インフルエンザを下回っていた。それと対比して、欧米の死亡数は、季節性インフルエンザの2倍近くとなり、日本の状況を上回っていた。その意味では、日本の対策は、

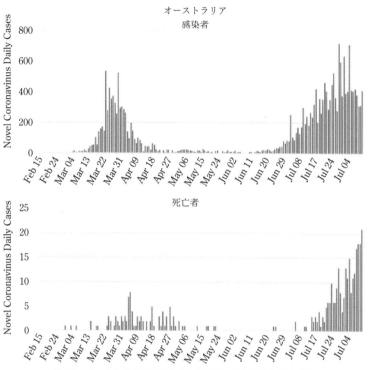

図 13　オーストラリアの第 1 波と第 2 波の感染者数と死亡者数

初動の失敗を取り戻すべく、それを出発点として冷静な政策対応が求められた。とくに、アジアの諸国では、自然免疫の獲得（例えば、BCG）が想定されるなど、欧米とはことなる背景があることを確認することが不可欠であった。

14 C の中世黒死病のパンデミックから、すでに 750 年近くが経過した。その間の医学、医療の発展には目覚しいものがあった。今回のパンデミックでは、さすがに病原体のウイルスはすぐに特定された。しかしながら、感染症対策としては、予防ワクチンの開発は先の話であり、対症的な治療法についても、ほとんど明確なものは確立していない。

ただし、インフルエンザにしても、ワクチンは開発されたが、その有効性は不確かであり、治療法もタミフルが開発されたが、症状を数日短くするのみで、重症の合併症は回避できない。そして、毎年のように流行を繰

り返し、毎年、30万〜60万のヒトが亡くなっているのである。

　残念ながら、現在の時点で、手元にあるのは検疫・隔離という、中世で開発された対策のみである。その基本は、感染の発生レベルとその動向を正確に把握する、記述的な疫学であるにも係わらず、それがないがしろにされ、近年のインフォメーション科学の進展による数理シミュレーションが盲信された。その感染流行の予測は、感染者数も死亡者数も一桁や二桁近く過大に評価し、現実のデータと比較検証することなく、繰り返し恐怖を煽り、混乱を招いた。そのため、〈抑圧戦略〉で、強力なロックダウンなどを採用する国が多かったが、〈緩和戦略〉のロックダウンをしない国との違いは見られなかった。しかも、個人的な物理的対応（マスク、手洗いなど）も利用しても良いが、科学的な根拠に乏しい。とくに、アジア諸国では、欧米の数十分の一、あるいは百分の一ちかくの危険であることが顧みられなかった。

　とくに、ITや監視カメラを駆使して、感染者の追跡、隔離を強権的に進めた国が認められたが、その効果は不確かであるばかりでなく、個人の人権を侵害する重大な倫理的問題が生じている。新型コロナのリスクとその対策の有効性から見て、利害得失のトレードオフ以前の問題であり、公共の利益と個人の人権の問題を対比して取り上げるのは、虚偽の命題であろう。

　実際の出発点となる事実を確認せず、数理シミュレーションに煽られて、マスコミと専門家が虚偽報道をし、国民は恐怖に駆られ、それらに対して政府が冷静に、根拠に基づく対応を取れなかったことが、大きな問題であった。こうした事態をWHOは、〈インフォデミック〉（情報災害）と呼んだが、この組織自身がその役割を演じてしまった。その意味では、とくに専門家と政府には、説明責任と結果責任が問われており、きちんと第三者評価を受ける必要がある。これらの点については、科学倫理と情報倫理の観点からも十分な検討が望まれる。

　例えば、インフォデミックによる、日本での新型コロナについての風評や穢れの差別が生み出されている点について、興味深い国際的な調査が報告されている。コロナに対する恐れを感じる人の割合が、死亡率が欧米の百分の一である日本が80％近くで、欧州の40％、米国やブラジルの60％を押さえ、韓国と並び、最も高かった。この元凶は「感染者」に大騒ぎするマスコミであり、例えば、店で1人でも陽性が出ると、マスコミが大騒

ぎして営業停止になり、感染者がケガレとして差別されることを意味する。こうなると、コロナ差別が危機管理として正しい戦略になり、悪循環をもたらす。

　いずれにしても、新型コロナに対する、事実の未確認や、根拠に基づかない政策は、社会全体に有害な影響を与え、コロナ不況ともいうべき状態が、以前のリーマン・ショックを越える形で生じるが、それと異なるのは、今回の不況はほとんど各国政府の作り出した人為的なものだということになる。おそらく、インフォデミックの世紀のスキャンダルとして、歴史に記録されることになるであろう。

　今後の新型コロナの対策については、国際的な協調が重視され、G7、G20 を初めとして、国際連合や国際通貨基金など、さまざまな機関による、さまざまな声明が発せられ、パンデミックを克服するために、必要なあらゆる手段をとることが謳われたが、実際にはほとんど効力を発揮していない。また、2001 年に、「世界健康安全保障イニシアティブ」が各国保健担当大臣の会合として発足しており、その目的の一つである健康危機管理の対象として、今回の新型コロナも該当するが、何の役割も果たしていない。

　こうした状態の下では、少なくとも、新型コロナに関する情報、データを国際的に発信・共有することが極めて重要な出発点となる。ところが、発生源となる世界 2 位の経済大国、中国からは、情報隠しが疑われるなど、ほとんど迅速で正確な情報が発信されていない。しかも、新型コロナの発生源が、武漢ウイルス研究所という疑いも、WHO があわてて否定したが、専門家の間では根強く残っている。中国は、古代から、黒死病を初めとするパンデミック（あるいはエンデミック）の多くの起源といわれており、最近でも、1968 年、香港かぜ（H3N2）、1997 年、鳥インフルエンザ（H5N1）、2002 年、SARS（重症急性呼吸器症候群）の流行源となっている。そして今回の新型コロナが追加され、歴史的な観点からも、倫理的な観点からも反省が求められよう。

　また、健康の国際協調の中心となるべき WHO は、今回の対応では、中国寄りの発言が批判されるとともに、迷走に迷走を重ねた情報発信により、国際的な機関としての権威の失墜を招いた。また、国際的に最も成功している台湾について、中国に忖度し、オブザーバー参加さえ政治的に拒否している。こうしてみると、国際的な協調は、その実現にまだ時間を要

するであろう。その間は、それぞれの地域で、それぞれの責任において、意思決定を行わざるを得ない。

　しかしながら、インターネットの世界では、新型コロナに関するオープンデータや情報が、さまざまなところで発信され（Worldmeter, Our World in Data, bioRxiv、さらには日本では東洋経済 Online など）、それらを利用して、根拠に基づく情報分析と発信が行われていることが、唯一の救いといえよう。専門家も政府、マスコミもインフォデミックをもたらす状況下では、ノイズだらけの情報の洪水から、必要で正確な情報を掬い取ることが重要な生き残り戦術となる。

　まず、新型コロナウイルスを取り除くことも予防することも、現状では困難であることを確認しなければならない。第 2 波の致死率がきわめて低いのは幸いであるが、今後は、どのように変化するかは不明である。その有効な対策の選択肢は限られており、その試行錯誤とフィードバックが鍵となる。

　最初にも述べたように、われわれの環境、からだの内部には、細菌からウイルスまで、多数の微生物が生存している。感染症が全くない社会はありえないので、できるだけその流行と被害を最小限に抑えること以外にない。新型コロナも、SARS のように分からない内に終息するか、インフルエンザのように一端終息した後、流行を繰り返すか、その命運は定かではない。後者の場合は、根絶は困難なので、苦痛をともないながらも共生の道を探ることになる。

◉追記

　新型コロナの流行は、まだ進行中であり（2021 年 9 月）、完全な収束を見通すことはできない。この付論以降、第 3 波から第 5 波が日本を襲っている。著者は、継続して実態の観察と評価を行っているが、残念ながら基本的な問題が未解決のまま、政策的な失敗が繰り返されてきている（なお、第 5 波は、2021 年 8 月以降、収束に向ったがワクチン接種が新たに導入されており、その得失も併せて評価を行った）。本書では、紙幅の関係で、これらの掲載を断念せざるを得なかった。他日を期したい。

📖 参考文献

・郭晶：武漢封城日記, 潮出版社, 2020
・コリン　A：あなたの体は9割が細菌, 河出書房新社, 2016
・関山健：データで見る武漢の新型コロナウイルス高致死率と医療崩壊, SPF China Observer, 2020
・山本太郎：感染症と文明, 岩波新書, 2011
・Al-Ansary L, et al：Physical interventions to interrupt or reduce the spread of respiratory viruses. Part 2-Hand hygiene and other hygiene measures：systematic review and meta-analysis. https://doi.org/10.1101/2020.04.14.20065250.
・Amirlak I, et al：Effectiveness of booster BCG vaccination in preventing Covid-19 infection. https://doi.org/10.1101/2020.08.10.20172288
・Atkeson A, et al：Four stylized facts about COVID-19, NBER working paper 27719, 2020. http://www.nber.org/papers/w27719
・Jefferson T, et al：Physical interventions to interrupt or reduce the spread of respiratory viruses, Part 1, Face masks, eye protection and person distancing：systematic review and meta-analysis. https://doi.org/10.1101/2020.03.30.20047217.
・Juul S, et al：Interventions for treatment of COVID-19：A living systematic review with meta-analyses and trial sequential analyses (The LIVING Project), PLoS Med 17 (9)：e1003293. https://doi.org/10.1371/journal.pmed.1003293
・Lipsitch M, et al：Cross-reactive memory T cells and herd immunity to SARS-CoV-2, Nature Reviews Immunology, 2020
・Meyerowitz-Katz G, et al：A systematic review and meta-analysis of published research data on COVID-19 infection-fatality rates, International Journal of Infectious Diseases, 2020. https://doi.org/10.1016/j.ijid.2020.09.1464
・O'Neill L & Netea MG：BCG-induced trained immunity：can it offer protection against COVID-19? Nature Reviews Immunology, 20：335-337, 2020
・Sender R, et al：Revised estimates for the number of human and bacteria cells in the body, PLOS Biology | DOI: 10.1371/journal.pbio.1002533 August 19, 2016
・Sun M, et al：A potentially effective treatment for COVID-19：A systematic review and meta-analysis of convalescent plasma therapy in treating severe infectious disease, International Journal of Infectious Diseases 98：334-346, 2020

（なお, ウェブ上のさまざまなサイトでは, 有用な情報がさまざまな形で発信されている. 参照したデータや図表は, とくに発信元を明記していない場合もあるが, 一次的, 二次的を問わず, 公有（パブリックドメイン）, 社会的財の情報として, 利用させていただいた. 発信者の方々には心から感謝申し上げる）

図解 医療の世界史
データとイメージで読み解く

令和3年12月25日　発　行

著作者　　久　繁　哲　徳

発行者　　池　田　和　博

発行所　　丸善出版株式会社
〒101-0051　東京都千代田区神田神保町二丁目17番
編集：電話（03）3512-3264／FAX（03）3512-3272
営業：電話（03）3512-3256／FAX（03）3512-3270
https://www.maruzen-publishing.co.jp

組版印刷・中央印刷株式会社／製本・株式会社 星共社

ISBN 978-4-621-30679-6　C 0047　　　　　Printed in Japan